SCHWANGERSCHAFTSBUCH FÜR MÄNNER

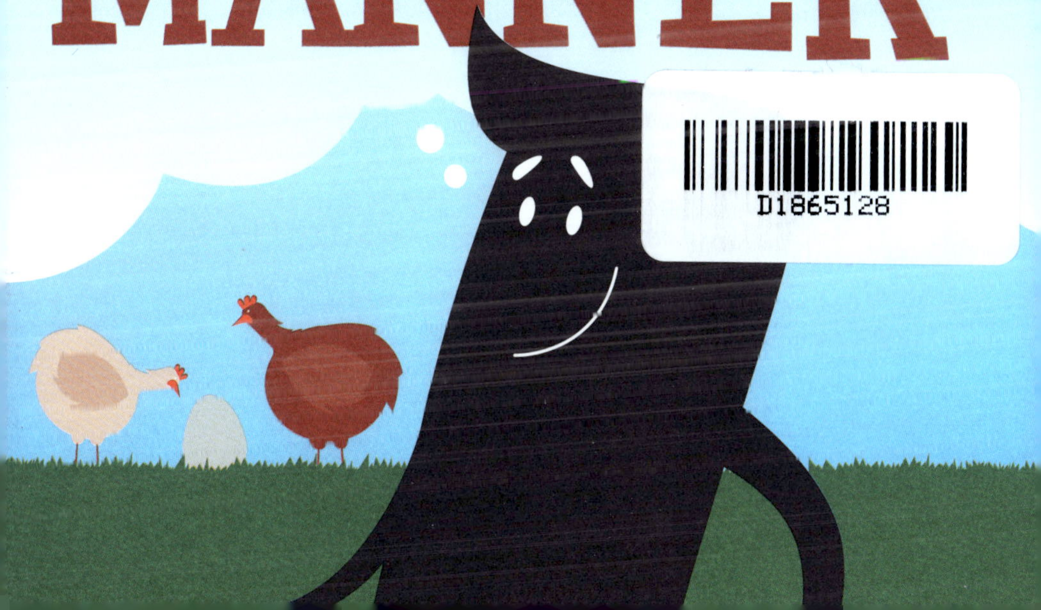

Ein Wort vorab

Als meine Freundin zum ersten Mal ein Baby erwartete, schnappte ich mir heimlich ihre Schwangerschaftsbücher. Irgendetwas reizte mich an dem Thema, doch was ich zu lesen bekam, waren nur gefühlsduselige Geschichten zu jeder einzelnen Woche. Lang und breit wurde geschildert, was mit „dir" und „deinem" Baby gerade passiert. Doch dieses DU war nicht ICH. Die Texte behaupteten: „Dir wird übel sein" oder „Du spürst Stiche im Darm, ein ungutes Gefühl im Magen – mach dir keine Sorgen, das gehört nun mal dazu". Mir war gar nicht übel, zumindest noch nicht. Ich hatte auch keine Stiche im Darm und war noch nie auf die Idee gekommen, dass ordinäre Blähungen mein seelisches Gleichgewicht durcheinanderbringen könnten. Warum musste ich mich hier im nervigen Ton eines Seelenklempners anquatschen lassen?
Ich wollte nicht „mitschwingen" mit Gefühlen, die mit mir so viel zu tun hatten wie die heutigen Fußballergebnisse mit Gleichlaufschwankungen eines Jupitermondes. Ich wollte wissen, was Sache ist: Wie wächst eine befruchtete Eizelle zu einem funktionsfähigen Menschen heran? Was gibt es Neues aus der DNA-Forschung? Wie funktioniert das gleich noch mal mit den Chromosomen?
Ich muss zugeben, nach nunmehr drei Schwangerschaften sehe ich die Sache mit etwas anderen Augen. Natürlich fasziniert mich nach wie vor, was technisch nach der Befruchtung einer Eizelle so alles abgeht. Doch dazu gehört eben auch die Tatsache, dass eine Schwangere die Vorgänge in ihrem Körper ganz stark über Gefühle wahrnimmt. Und auf diesem emotionalen Gebiet war mir meine Freundin um gefühlte Jahrzehnte voraus. Das sage ich als Entschuldigung dafür, dass ich beim ersten Mal noch über ihren Schwangerschaftskalender lachte. Ich hatte wirklich keine Ahnung, was für ein Gefühlschaos in einer schwangeren Frau ausgelöst wird, welche Verantwortung auf ihr lastet und welche Sorgen sie sich macht. Nicht nur um das Baby in ihrem Bauch, sondern auch um denjenigen, der noch nicht kapiert hat, was es heißt, Vater zu werden. Heute könnte ich dem Trottel von damals so einige Tipps geben. Nicht nur zu den praktischen Dingen, die Männer halt mal so wissen wollen, sondern auch zu der emotionalen Kiste, die mich damals überhaupt nicht interessierte. Aber du kannst es einfach nicht verhindern: Plötzlich lacht deine Freundin* nicht mehr über jeden deiner Witze und findet es auch nicht mehr cool, wenn du den Mount Everest besteigen möchtest. Darauf solltest du vorbereitet sein.

Gerard Janssen

* In diesem Buch nenne ich die Schwangere gerne „deine Freundin", egal, welche Form des Zusammenlebens ihr gewählt habt. Denn Freunde solltet ihr immer bleiben.

Neun Monate oder vierzig Wochen?

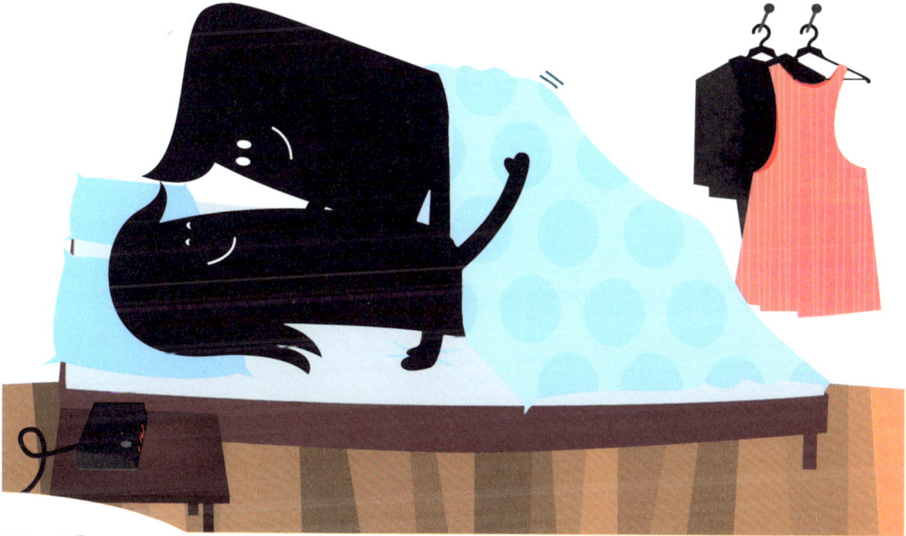

Ich dachte immer, eine Schwangerschaft dauert neun Monate. Doch weit gefehlt! Der eine Monat hat 30 Tage, der andere 31, und der Februar kann sich nicht einmal entscheiden, ob er 28 oder 29 Tage hat. Die Natur hat Besseres zu tun, als sich diesen Tücken unseres Kalenders anzupassen. Wir müssen also in Wochen rechnen, doch auch das ist vertrackt. Denn medizinisch gesehen ist ein Embryo oder Fetus nicht so alt wie die Schwangerschaft! Gemessen wird vielmehr die Zeit, die vom ersten Tag der letzten Periode vor der Befruchtung an vergeht. Wenn die Hebamme sagt, „Sie sind jetzt in der achten Woche", bedeutet das, dass der Embryo in seiner sechsten Lebenswoche, also gut fünf Wochen alt ist. Der Zeitpunkt, zu dem eine Frau einen Schwangerschaftstest macht, liegt meist in der fünften Schwangerschaftswoche, wenn der Embryo knapp drei Wochen alt ist und die Periode deiner Partnerin eine Woche ausgeblieben ist. Als Männer interessieren wir uns natürlich mehr für das, was ab dem Zeitpunkt unserer Einflussnahme geschieht. Diese Stunde Null liegt in der dritten Woche der medizinisch-weiblichen Datierung.

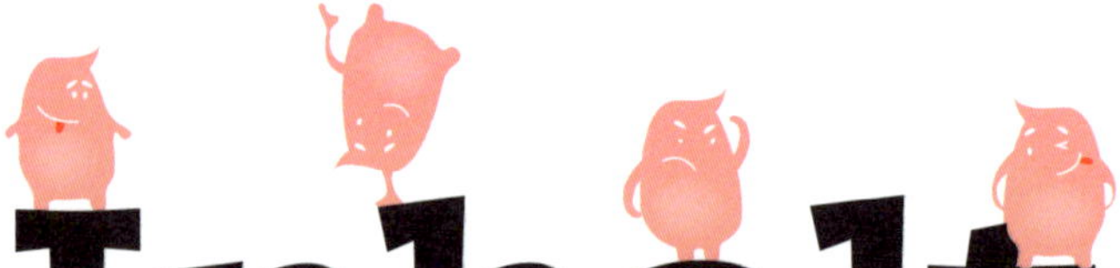

Inhalt

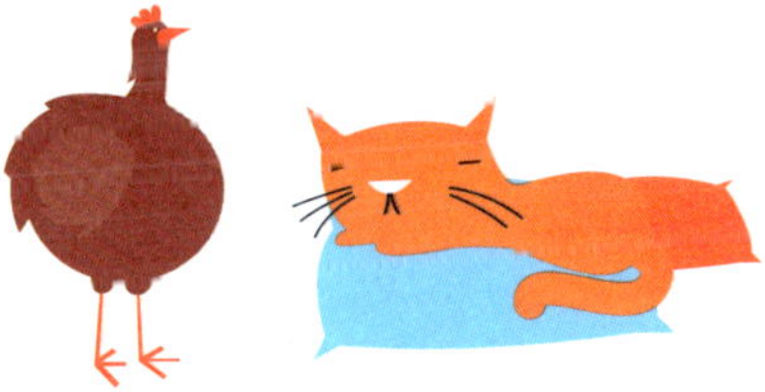

Das 1. TRIMESTER!

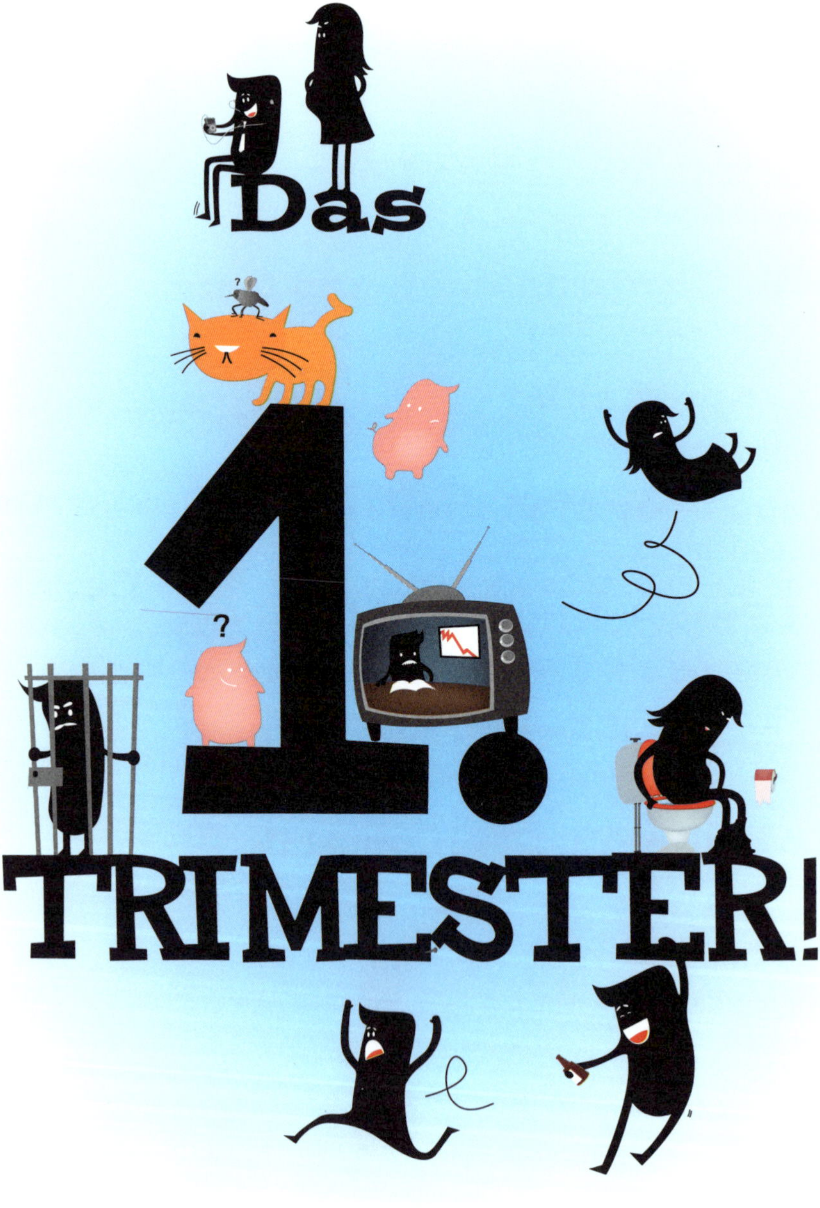

Das erste Trimester beginnt mit dem Aufreger: „Ich bin schwanger!" Am Ende wirkt so eine Art Beruhigungspille: Es ist doch recht unwahrscheinlich, dass jetzt noch etwas schiefgeht.

– 3. Woche –

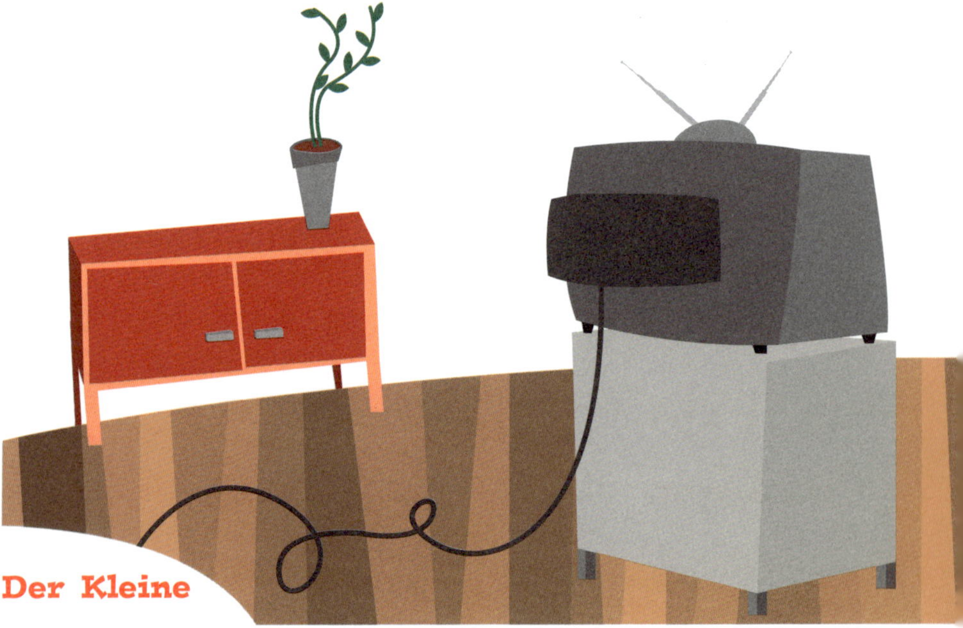

Der Kleine

Du hast einen der wichtigsten Momente deines Lebens erlebt und unabsichtlich oder absichtlich eine Lawine ins Rollen gebracht, deren Ausmaße dein Vorstellungsvermögen übersteigen. Egal, wie du es angestellt hast, irgendwie hast du anderthalb bis drei Millionen Spermien auf die Eizelle deiner Freundin abgefeuert. Eines davon war ein Volltreffer und hat sich durch die Wand der Eizelle gebohrt. Die Eizelle wurde befruchtet und die Zellteilung hat begonnen.

– 3. Woche –

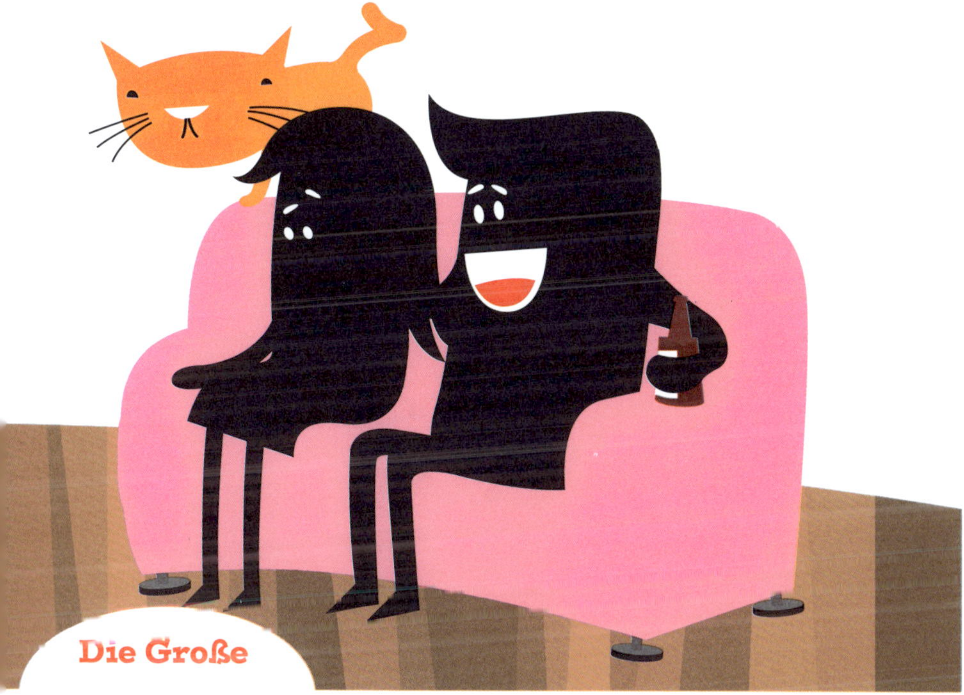

Eine Frau produziert schon 48 Stunden nach der Befruchtung ein Eiweiß (EPF), das verhindert, dass ihr Immunsystem die Eizelle abstößt. Doch davon ist außerhalb der Gebärmutter nichts zu bemerken. Deine Freundin benimmt sich normal. Noch jedenfalls. Wahrscheinlich guckt ihr einfach nur Fernsehen, während im Bauch deiner Freundin geheimnisvolle Dinge vor sich gehen.

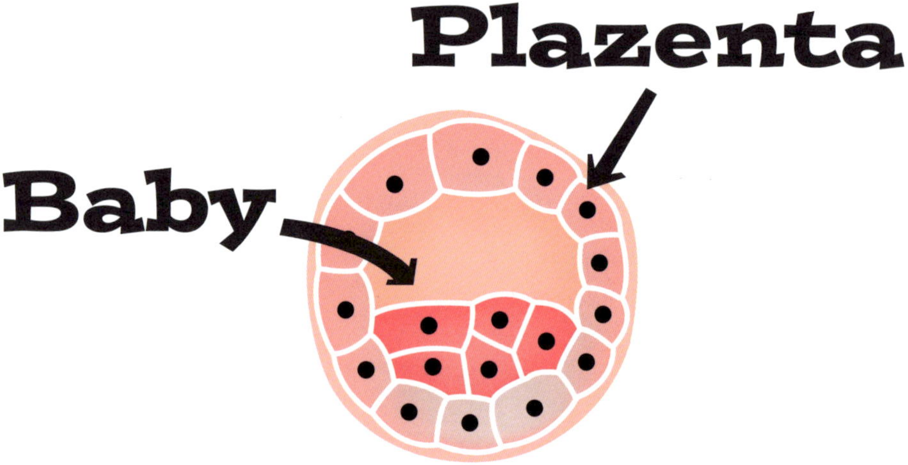

Der Kleine

Nach einer Reihe von Zellteilungen erreicht der Zellhaufen das Stadium der Blastozyste. Das ist eine Kugel, in der sich ein Hohlraum und eine weitere Zellmasse befinden. Diese wird dich besonders interessieren, denn daraus entsteht dein Baby. Die äußeren Zellen hingegen werden später zur Plazenta. *(Siehe auch „Die Huhn-Ei-Problematik“ auf Seite 104.)* Etwa sechs bis zwölf Tage nach der Befruchtung produziert die Blastozyste das Hormon hCG (humanes Choriongonadotropin). Über Umwege signalisiert es dem Körper, dass er schwanger ist und deshalb den normalen Menstruationszyklus abbrechen muss.

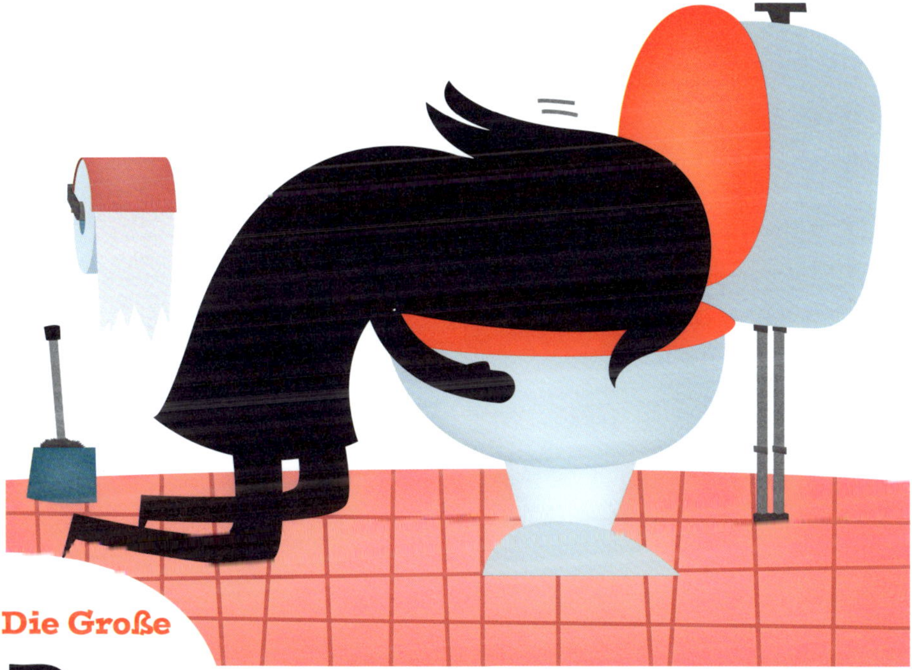

Die Große

Das hCG kurbelt die Produktion des Gelbkörperhormons an. Das ist ein weiterer Bote, der für das Wachstum der Blutgefäße an der Gebärmutterwand sorgt, sodass sich die befruchtete Eizelle sicher einnisten kann. Ein Schwangerschaftstest misst, ob das hCG einen verräterischen Schwellenwert im Urin überschreitet. Wenn ja, sorgt es nicht nur für die entsprechenden Streifen am Teststäbchen, sondern sehr wahrscheinlich auch dafür, dass es deiner Freundin jeden Morgen übel wird.

Der Frauenarzt

Der Frauenarzt ist eine Art Schwangerschaftscoach, der deiner schwangeren Partnerin erklärt, dass alles gut läuft und dass sie sich verwöhnen lassen soll (ja, genau, durch dich). Er übernimmt die regelmäßigen Kontrolluntersuchungen und trägt die Untersuchungsergebnisse in den Mutterpass ein.

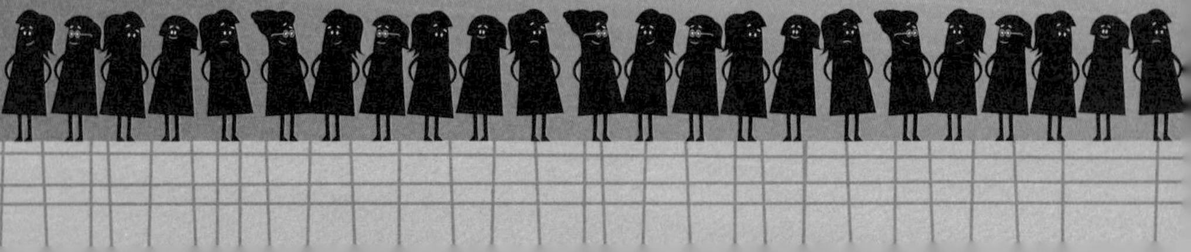

Die erste Kontrolle

Wenn deine Freundin schwanger wird, lernst du einige neue Leute kennen. Dazu gehören auch Frauenarzt und Hebamme. Der erste Termin beim Frauenarzt wird ungefähr in der sechsten Woche liegen. Du musst dann schon einen verdammt guten Grund haben, um deine Freundin nicht zu begleiten. Auch wenn es dabei nur darum geht, die wundersame Welt des Kinderkriegens kennenzulernen.

In der Praxis hängen an der Wand jede Menge Geburtsanzeigen und künstlerische Impressionen von Mutter und Baby. In einem Kasten liegt so eine Art Tröte aus Holz, mit der früher die Herztöne des Babys abgehört wurden. Und garantiert gibt es auch ein Plastikmodell einer Gebärmutter mit darinliegendem Fötus.

Neben der Liege im Behandlungszimmer stehen einige technische Apparate. Wenn du immer schön die Finger von allem lässt und keine dummen Witze machst, kann nicht viel schiefgehen.

Intime Fragen

Der Frauenarzt wird einige intime Fragen stellen, die auch dich betreffen können, wenn es etwa um deine Gesundheit geht. Gibt es in deiner Familie Lungen-, Herz- und Gefäßkrankheiten oder Diabetes? Nimmst du Drogen? Hattest du schon einmal eine Psychose? Eine Frage kann sich der Arzt gerade noch verkneifen: „Wie schätzen Sie sich selbst als zukünftigen Vater ein?“ Dann erklärt er alles über Versorgung und Entwicklung des Babys. Er will wissen, ob ihr Informationen zu pränatalen Tests haben möchtet. Falls ihr das verneint, wird er nicht weiter darauf eingehen. Wenn doch, dann bekommen Frauen unter 36 Jahren Informationen über das Screening. Frauen, die älter sind, können zwischen nicht-invasiven und/oder invasiven Methoden wie Amniozentese (Fruchtwasserpunktion) oder Chorionzottenbiopsie wählen. (Freilich können sie auch alles ablehnen.) Der Frauenarzt nimmt auch Blut ab und überprüft Blutgruppe, Rhesusfaktor, Eisenwert und allerlei Infektionskrankheiten.

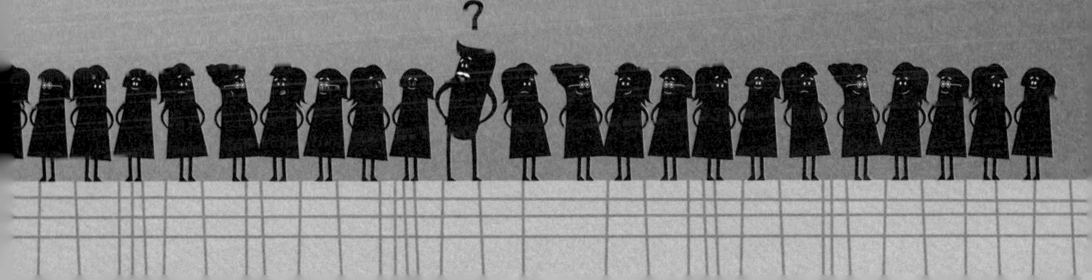

Herzschlag

Der zweite Besuch beim Frauenarzt erfolgt ungefähr vier Wochen nach dem ersten. Jetzt gibt es etwas Spannendes: Du siehst den Herzschlag deines Babys auf dem Bildschirm des Ultraschallgerätes. Je weiter die Schwangerschaft fortschreitet, desto dichter folgen die Besuche aufeinander. Am Ende sogar wöchentlich. Der Frauenarzt kontrolliert, ob deine Freundin gesund bleibt, ob sie sich gut fühlt und ob das Kind in der Gebärmutter sich gut entwickelt. Bei jeder Kontrolle werden Blutdruck deiner Freundin und Herzschlag deines Babys gemessen. Auch seine Lage wird überprüft.

Frauenarzt oder Hebamme?

Falls Komplikationen zu erwarten sind, ist der Frauenarzt immer die richtige Adresse. Wenn deine Freundin sich in den kommenden Monaten lieber von einer Hebamme begleiten lassen möchte, ist das auch kein Problem – vorausgesetzt, die Schwangerschaft verläuft problemlos. In 96 von 100 Fällen ist die Hebamme eine Frau. Die Hebamme wird deiner Freundin in den Wochen vor der Geburt zusätzlich mit Rat zur Seite stehen, und im Krankenhaus oder bei der Hausgeburt ist sie immer dabei. Die Hebamme ist neben dem Frauenarzt eine wichtige Ansprechpartnerin für deine Freundin.

Ultraschall

Das Ultraschallgerät arbeitet wie eine Art Sonar. Akustische Signale, die weit oberhalb unserer Hörgrenze liegen, werden in den Bauch geschickt und von den verschiedenen Gewebeschichten unterschiedlich reflektiert. Zu sehen ist ein verschwommenes Bild des Babys. Das Alter des Embryos kann durch die Messung seiner Länge bestimmt werden. Zwischen der sechsten und der zwölften Woche macht der Frauenarzt eine Sonografie, um den Geburtstermin zu bestimmen und um sicher zu sein, dass der Embryo in der Gebärmutter ist. Wird deine Freundin von einer Hebamme betreut, wird diese sie zum Frauenarzt schicken.

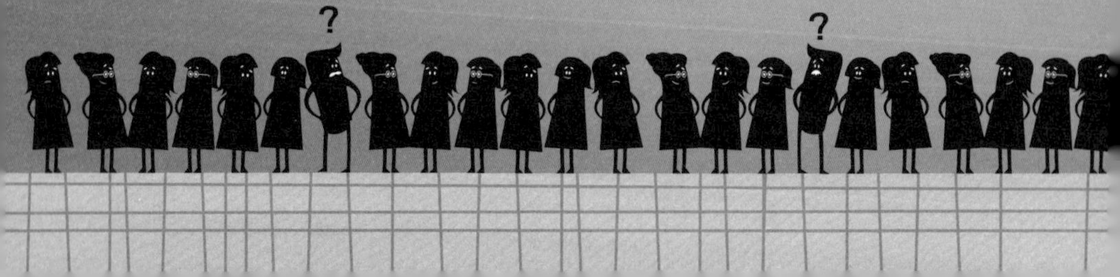

Rund um die 20. Woche wird noch eine große Ultraschalluntersuchung gemacht, um zu sehen, ob das Baby sich gut entwickelt und ob genug Fruchtwasser vorhanden ist. So bekommt ihr Gewissheit darüber, ob „eine erkennbare angeborene oder strukturelle Missbildung“ vorliegt oder nicht. Bei dieser Ultraschalluntersuchung werden auch das Wachstum und die Lage der Plazenta kontrolliert.

Die große Ultraschalluntersuchung rund um die 20. Woche hat Vor- und Nachteile: Es ist eine recht umfangreiche medizinische Untersuchung. Wenn alles in Ordnung ist, ist es schön zu sehen, wie das Kind sich entwickelt. Wie es gewachsen ist, wie es an seinem Daumen nuckelt oder mit der Nabelschnur spielt. Der Nachteil: Es ist möglich, dass das Kind eine Missbildung hat. Es kann auch passieren, dass der Arzt etwas zu sehen glaubt, was sich im Nachhinein als unbedenklich herausstellt. Ihr macht euch dann vielleicht unnötige Sorgen. Es ist allerdings sehr beruhigend, dass man beim Ultraschall nicht alles sehen kann und dass eventuell auch eine Missbildung (wie z.B. ein Herzfehler) unerkannt bleibt.

Rhesusfaktor

Es gibt vier verschiedene Blutgruppen: A, B, AB und 0. Daneben gibt es die Rhesusfaktoren + oder -. So kannst du die Blutgruppe 0+ haben oder die seltene Blutgruppe AB-. Hat deine Freundin eine negative Blutgruppe und das Baby eine positive, dann müsst ihr aufpassen. Falls das Blut des Babys in die Blutbahn der Mutter gerät, wird sie Antikörper gegen das Rhesus-positive Blut bilden, und das kann schwerwiegende Folgen für das Baby haben. Ist deine Freundin Rhesus-negativ, dann wird sie etwa um die 30. Woche herum zur Sicherheit eine Anti-Rhesus- oder Anti-D-Spritze bekommen, die dafür sorgt, dass sie keine Antikörper gegen das Blut des Babys entwickelt. Diese Spritze muss deine Freundin auch innerhalb von 48 Stunden nach der Geburt bekommen, falls das Baby Rhesus-positiv ist (dafür wird das Nabelschnurblut untersucht, das die Hebamme nach der Geburt abnimmt), um sicherzustellen, dass auch bei einer weiteren Schwangerschaft keine Probleme auftreten. Ist euer Baby Rhesus-negativ, dann ist die Spritze nicht nötig.

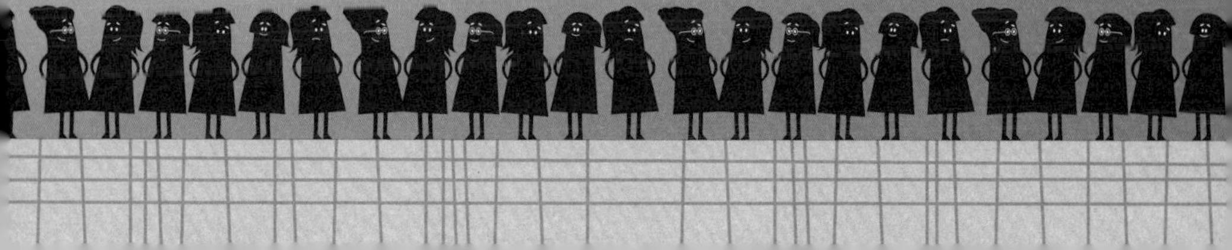

Vorgeburtliche Untersuchungen

Es gibt zurzeit verschiedene vorgeburtliche Untersuchungen, die ihr machen lassen könnt, um festzustellen, ob mit dem Baby alles in Ordnung ist. Eigentlich möchtest du hören, dass ihr euch keine Sorgen zu machen braucht. Wenn es aber Anlass zur Sorge geben sollte, steht ihr vor schwierigen Entscheidungen.

Triple-Test und genetischer Ultraschall

Diese Tests werden zwischen der 11. und der 14. Woche durchgeführt. Beim ersten wird das Blut auf Hormone untersucht, beim zweiten handelt es sich um eine Ultraschalluntersuchung, die die Flüssigkeitsansammlung in der Nackenfalte misst (auch Messung der Nackentransparenz genannt). Die Dicke der gemessenen Nackenfalte, das Alter deiner Freundin und die Schwangerschaftsdauer werden in Zusammenhang gesetzt, und aus diesen Faktoren lässt sich die Wahrscheinlichkeit für ein Down-Syndrom berechnen. Ist diese hoch, kann eine Folgeuntersuchung (meist die Fruchtwasserpunktion, aber auch die Chorionzottenbiopsie) für mehr Klarheit sorgen. Doch egal, wie das Ergebnis ausfällt, es besteht immer die Möglichkeit, ein Kind mit Down-Syndrom zu gebären.

Die Fruchtwasserpunktion

Die Fruchtwasserpunktion (Amniozentese) wird allgemeinhin erst nach der 15. Woche durchgeführt, denn erst dann hat sich ausreichend Fruchtwasser angesammelt. Der Frauenarzt sticht mit einer Punktionsnadel durch Bauchdecke und Gebärmutterwand bis in die Fruchtblase. Die Fruchtwasseruntersuchung zeigt an, ob das Baby eine Chromosomenstörung oder DNA-Abweichung hat. Auch eventuelle Stoffwechselkrankheiten, ein offener Rücken oder eine offene Schädeldecke können entdeckt werden. Es besteht eine Wahrscheinlichkeit von 1 zu 300, dass die Fruchtwasserpunktion eine Fehlgeburt verursacht.

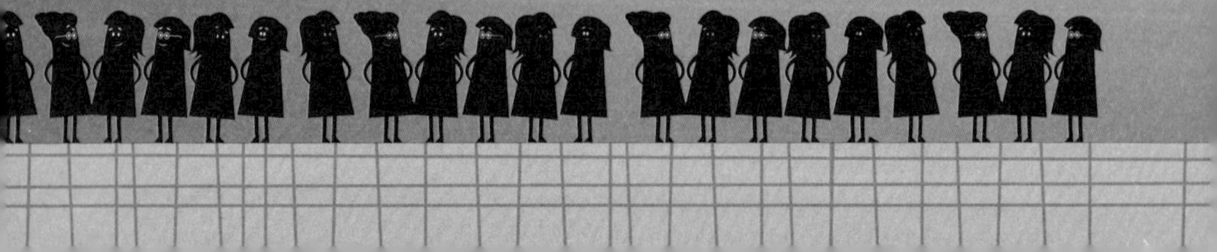

Die Chorionzottenbiopsie

Der Vorteil des Tests ist, dass er bereits nach der 11. Woche durchgeführt werden kann; Nachteil ist, dass zu diesem Zeitpunkt die Chorionzottenbiopsie weniger verlässlich ist als die Fruchtwasserpunktion. Wenn der Test eine Chromosomenveränderung anzeigt, besteht die Möglichkeit (1 zu 100), dass diese Abweichung sich nur in der Plazenta befindet und nicht beim Baby. Um dann ganz sicherzugehen, wird der Frauenarzt noch eine Fruchtwasseruntersuchung vornehmen. Bei der Chorionzottenbiopsie entnimmt der Arzt mit der Punktionsnadel einige Zellen aus dem Plazentagewebe. Von den Zellen wird eine Kultur angelegt, die auf Chromosomen und DNA untersucht wird. Es besteht ein Risiko von 1 zu 200, dass die Chorionzottenbiopsie eine Fehlgeburt auslöst.

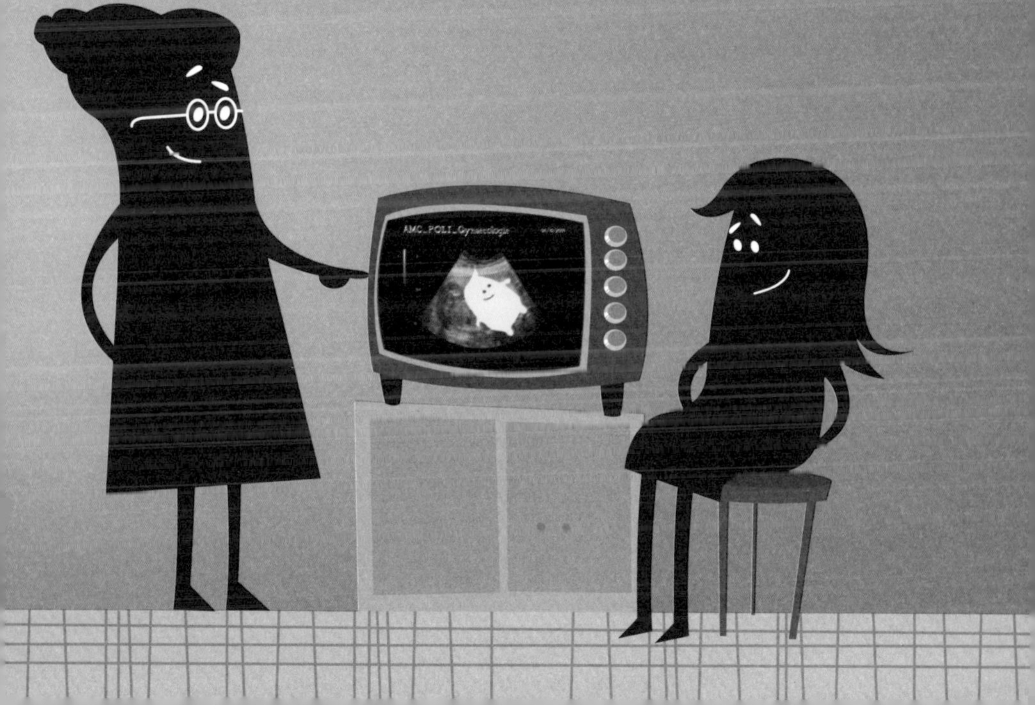

– 5. Woche –

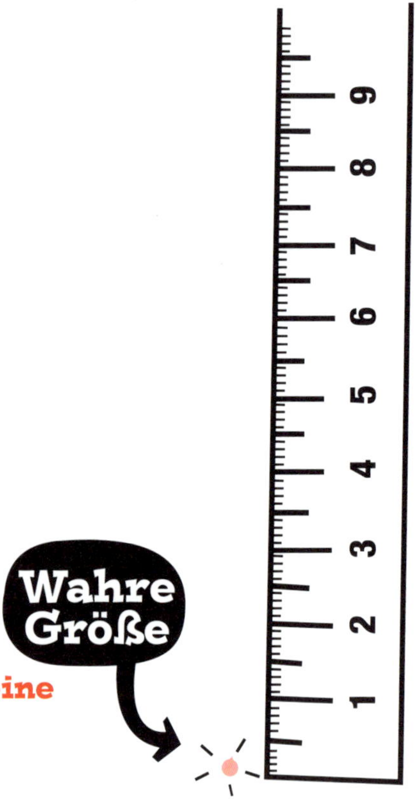

Der Kleine

Der kleine Embryo ist nun 1,5 bis 2,5 Millimeter groß und setzt sich aus drei Schichten zusammen: dem Ektoderm, dem Endoderm und dem Mesoderm. Aus dem Ektoderm entwickeln sich das Gehirn, die Nervenstränge, die Haut und die Nägel *(siehe auch „Entwicklung des Gehirns" auf Seite 78)*. Aus dem Endoderm entstehen später Atemwege und Verdauungskanal. Das Mesoderm ist die Vorstufe des Herzens, der Blutzellen, der Nieren und der Muskeln. Drei Wochen nach der Befruchtung fängt das Herz an zu wachsen und leicht zu schlagen.

– 5. Woche –

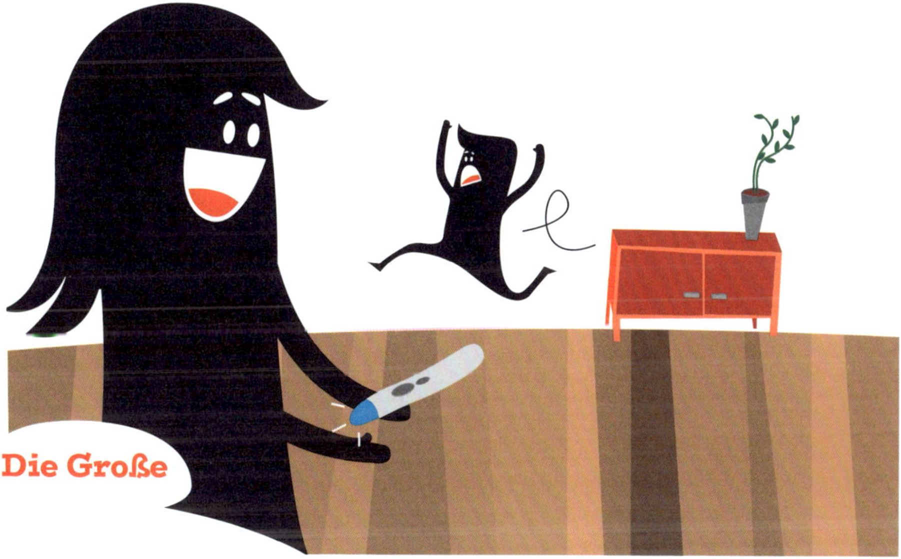

Häufig fällt der Schwangerschaftstest in diese Woche. Wahrscheinlich wird deine Freundin seltsame Laute von sich geben, wenn sie das Testergebnis sieht. Entweder ist sie total glücklich oder zu Tode betrübt, oder beides zugleich. Die Chancen stehen gut, dass auch du ziemlich neben der Spur bist und nicht recht weißt, was du fühlen oder auch nur tun sollst. Möglicherweise starrst du wie ein Zombie auf die beiden Punkte (oder auf den blauen Streifen, je nach Schwangerschaftstest), während dein Gehirn erst mal eine Runde aussetzt. Es kann sein, dass du dann sinnlos im Zimmer auf und ab läufst oder nervös auf dem Stuhl hin und her kippelst. Oder du möchtest diesen besonderen Moment feiern, stehst auf, um etwas zu trinken zu holen, und wenn du in der Küche bist, weißt du nicht mehr, was du hier eigentlich wolltest. Wenn du der Typ Mann bist, der seiner Freundin gern von hinten an den Busen greift, wirst du feststellen, dass der von nun an besonders empfindlich ist. Sollte sie irgendwie abweisend reagieren, erkläre ihr, dass Männer oft nicht wissen, wie sie ihre Gefühle ausdrücken sollen. Das hilft, damit sie deine emotionalen Blackouts nicht mit Herzlosigkeit verwechselt.

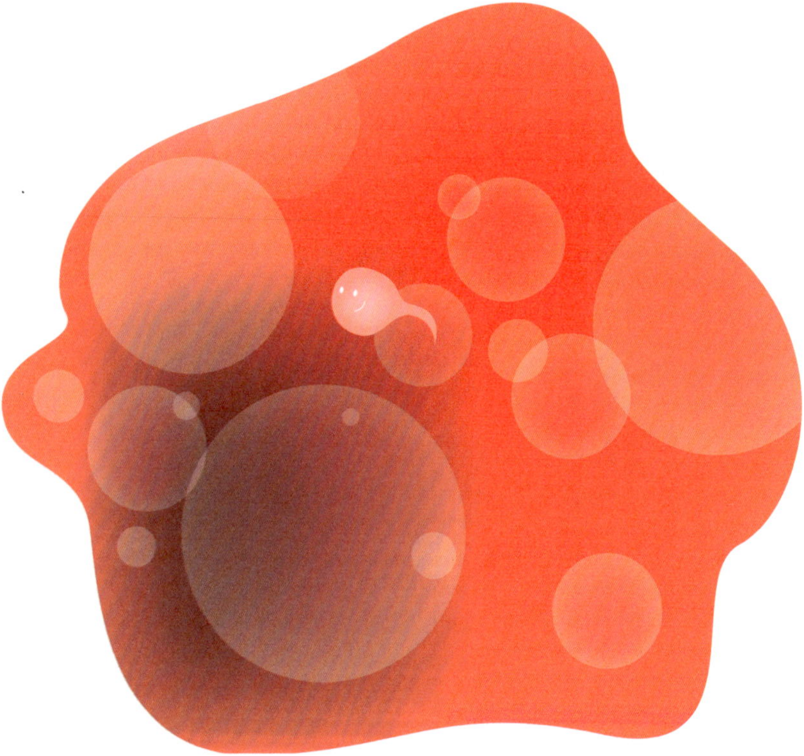

Der Kleine

Gut, dass du den Embryo (fünf Millimeter) noch nicht sehen kannst, sonst würdest du dich wahrscheinlich fragen, ob du etwas falsch gemacht hast. Das Baby ähnelt mehr einer tauben und blinden Kaulquappe als dir. Der Embryo zeigt allmählich kleine Arm- und Beinknospen, und es entstehen die ersten Ansätze von Augen und Ohren.

– 6. Woche –

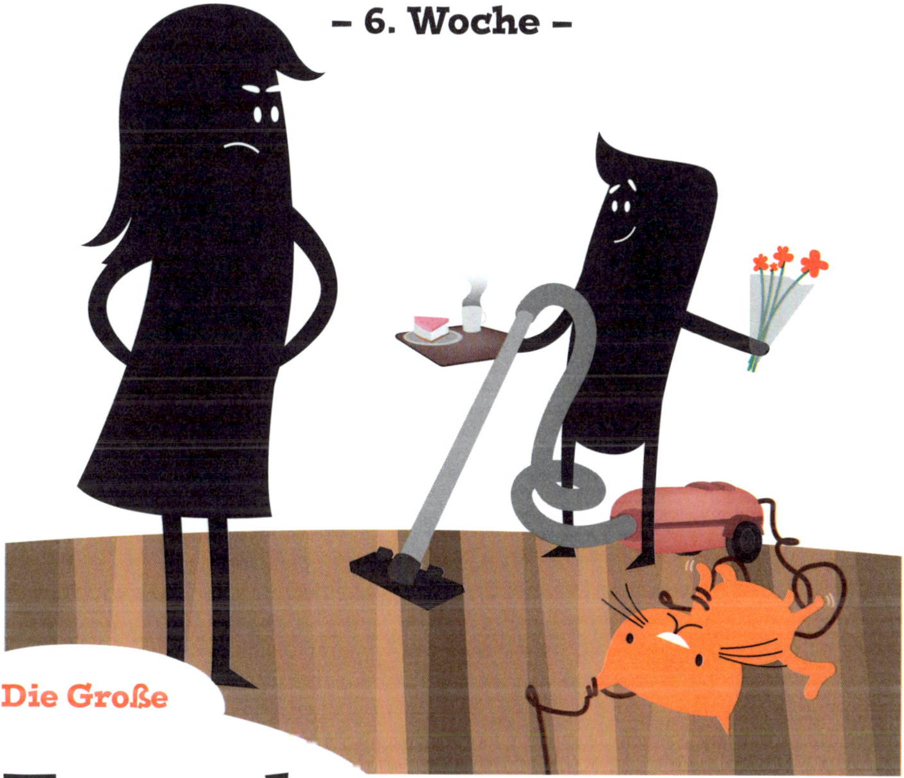

Die Große

Freunde einladen am Abend – das kannst du vergessen. Genau genommen existiert für dich nach 20 Uhr überhaupt kein soziales Leben mehr. Eine Schwangere kann abends unheimlich müde sein. Sie weiß es sehr zu schätzen, wenn du dich ihr anpasst und zum Stubenhocker mutierst – gemütlich zusammen auf dem Sofa sitzen oder früh ins Bett gehen, das mag sie. Wenn die Stimmung zu Hause entspannt bleiben soll, dann sorge dafür, dass du früh von der Arbeit nach Hause kommst. Und achte darauf, dass deine Freundin gesund isst! Zwischendurch musst du sie immer mal wieder vorsichtig fragen, ob sie den ersten Termin bei der Hebamme gemacht hat. Und ob sie Folsäure und Jod schluckt. Die sind nämlich gut für die Entwicklung des Embryos. In der Hauptsache geht es aber darum, dass du mit den Fragen dein Interesse zeigst.

– 7. Woche –

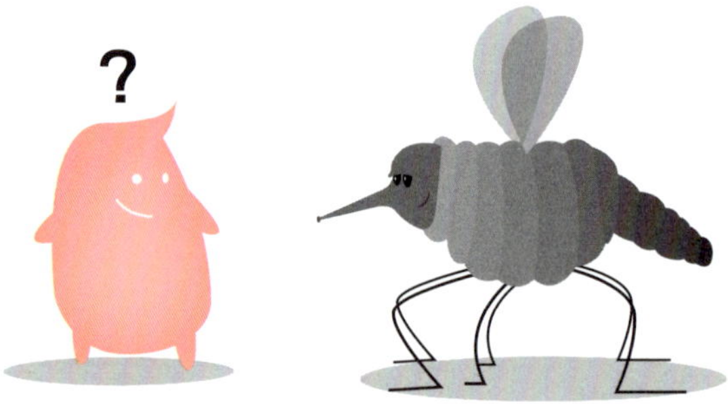

Der Kleine

Der Embryo ist nun sieben bis neun Millimeter lang. In der letzten Woche war Papas Kleiner noch ein seltsames Würmchen, doch nun nimmt er allmählich die Form eines echten Babys an. Zwar eines Alien-Babys mit übergroßem Quadratschädel, aber es ist doch ein Baby mit winzigen Händen und Füßen (die freilich noch Entenfüßen mit Schwimmhäuten ähneln). Nicht nur die Nase, sondern auch der Verdauungstrakt entwickelt sich nun: Speiseröhre, Magen und Darm. Und die sich bildenden Muskelfasern erlauben es dem Baby, seine ersten Bewegungen zu machen.

– 7. Woche –

Die Große

Falls du zu Hause Katzen hast, dann bist zu ab sofort der erklärte Meister der Katzenreinigung. Im Katzenkot kann nämlich der Toxoplasmose-Erreger sitzen. Der heißt Toxoplasma und ist ein einzelliger Parasit, der im Kot von Katzen zu finden ist. Wenn du das Katzenklo reinigst und dir hinterher die Hände wäscht, dann passiert nichts. Im Übrigen solltest du dich darauf einstellen, dass du jetzt grundsätzlich die Katzenpflege am Bein hast. Denn die Beziehung, die Frauen zu ihren Katzen haben, verändert sich nach der Geburt des Babys, und zwar im negativen Sinn. Toxoplasma kann übrigens auch in rohem Fleisch auftreten. Deshalb gibt es jetzt auch kein blutig gebratenes Steak mehr. Und wo wir schon beim Thema sind: Rohmilchkäse (Listerien-Bakterien) streicht deine Partnerin jetzt ebenfalls vom Speiseplan.

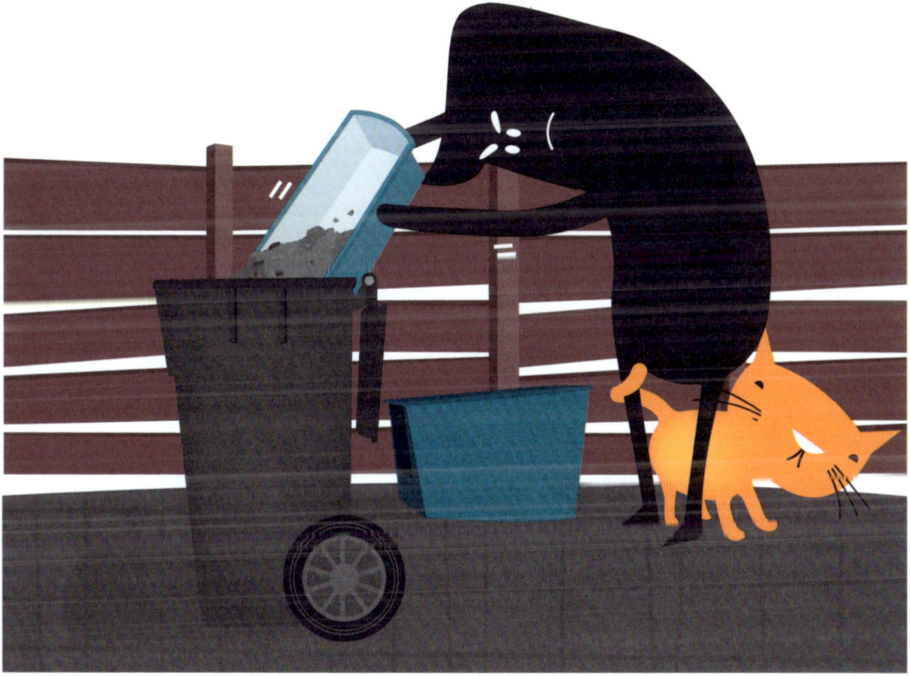

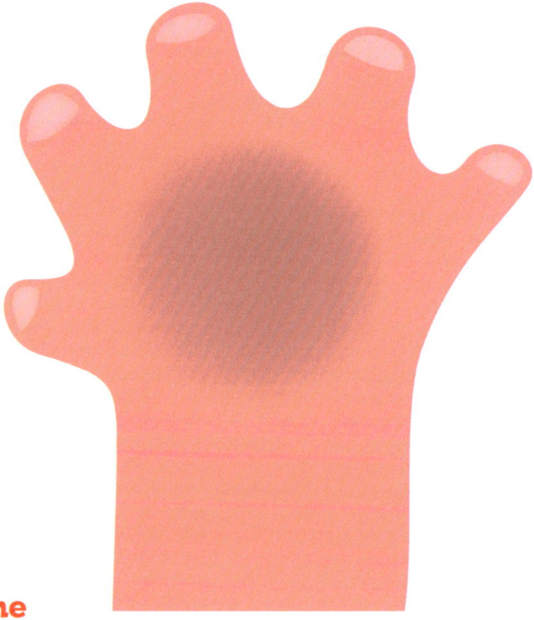

Der Kleine

Der Embryo ist in dieser Woche ungefähr einen Zentimeter groß. Die Entwicklung des winzigen Gehirns vollzieht sich rasend schnell. Die Bein- und Armknospen haben sich zu vollständigen Armen und Beinen entwickelt. An den Armen werden die flossenartigen Gnubbel zu richtigen Fingern. Es zeigen sich sogar schon erste Reflexe.

– 8. Woche –

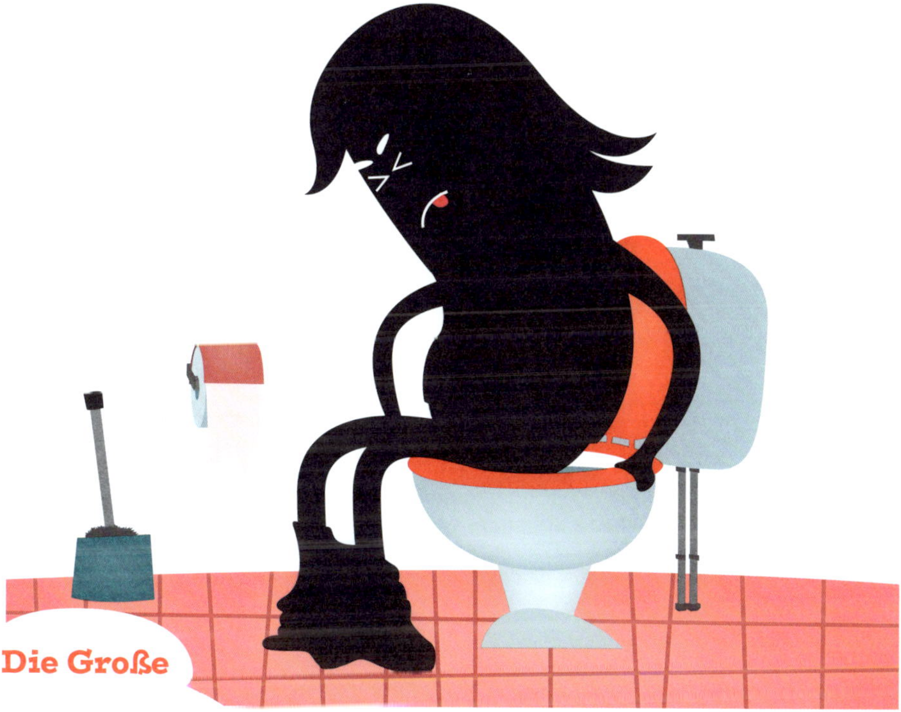

Die Große

Wenn deine Freundin bisher noch nicht über Übelkeit oder andere Unannehmlichkeiten geklagt hat, ist die Wahrscheinlichkeit hoch, dass es sie in dieser Woche erwischt. Vor allem morgens fühlt eine Schwangere sich häufig krank: laufende Nase, Kopfschmerzen, Übelkeit. Im Laufe des Tages wird es oft wieder etwas besser. Probiere, deine Partnerin ein wenig zu verwöhnen. Viel trinken und viele kleine Malzeiten, auch wenn ihr übel ist, das hilft gegen Unwohlsein. Auch Verstopfung ist ein bekanntes Problem bei Schwangeren. Wenn deine Freundin plötzlich wegen der Geburt Panik schiebt oder sich wegen der fehlenden Verdauung sorgt, musst du ein ernstes und verständnisvolles Gesicht aufsetzen. Wenn sie keine Beschwerden hat, genießt euer Glück. Eine von fünf Frauen fühlt sich in dieser Zeit pudelwohl. In dieser Woche ist übrigens wieder ein Termin beim Frauenarzt *(siehe Seite 12)*.

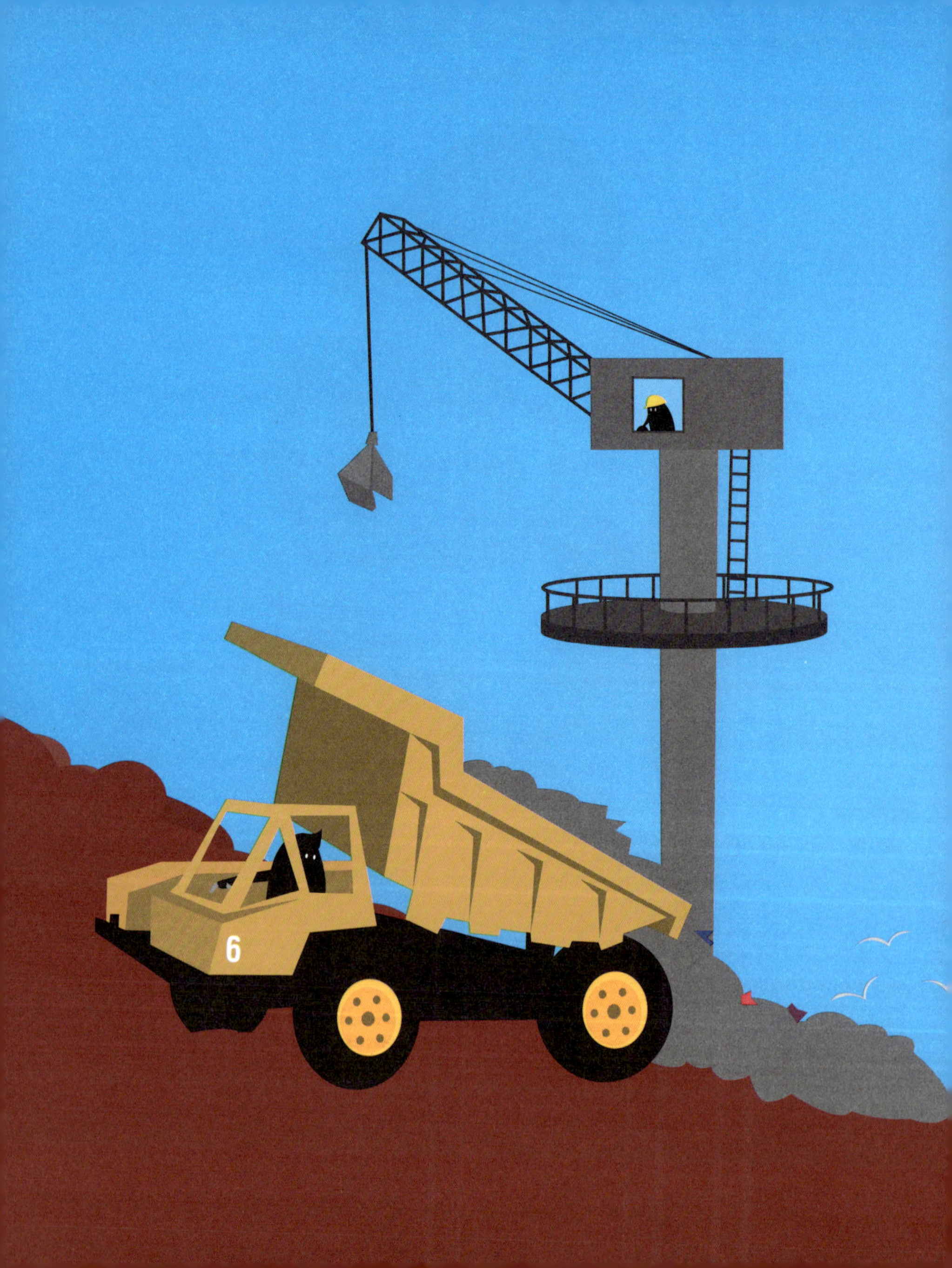
6

Was ist eigentlich Leben?

Einige Frauen verändern sich während der Schwangerschaft für immer: Sie ertragen keine Unordnung mehr. Wahrscheinlich bist du einer der Männer, die Unordnung mit Gemütlichkeit und Lebendigkeit verbinden. Darum ist es sinnvoll, kurz darüber nachzudenken, was „Leben" eigentlich ist.

Wenn du am Strand spazieren gehst, siehst du häufig Krabbenbeine oder trittst versehentlich auf sie. Lebende Krabben halten sich dagegen im Sand versteckt. Und genau das ist das Wesentliche am Leben. Leben erhält sich selbst, und alles, was nicht lebt, fällt langsam aber sicher in sich zusammen.

Unordnung

Eines der wichtigsten Naturgesetze lässt sich so formulieren: Egal, was passiert, die Unordnung wächst beständig. Um das zu verdeutlichen, stelle man sich einen schmelzenden Eiswürfel vor. Wassermoleküle sind zunächst ordentlich miteinander verbunden. Wenn sie schmelzen, trennen sie sich, kreisen umher, vibrieren und bilden einen wässrigen Matsch. Es ist einfacher, einen Eiswürfel wegzuräumen als eine kleine Wasserpfütze.

Tiefkühlfach

Na ja, wirst du einwenden, man kann doch auch ein Glas Wasser ins Tiefkühlfach stellen, zu Eis gefrieren lassen und die Ordnung so wiederherstellen. Das stimmt, doch die absolute Unordnung wird trotzdem größer. Die Wärme, die ein Kühlschrank auf der Rückseite abgibt, wirbelt Luftmoleküle auf. Die Unordnung, die dadurch entsteht, ist größer als die Unordnung, die verschwindet, wenn das Wasser im Glas gefriert.

Durcheinander

Oder nehmen wir eine Kaffeetasse. Sie kann schnell in tausend Scherben zerfallen. Aber niemals umgekehrt. Wenn du siehst, dass die Scherben zusammenfliegen und sich wieder zu einer Kaffeetasse zusammensetzen, dann kannst du sicher sein, dass du einen Film siehst, der rückwärts läuft. In Filmen, die vorwärts laufen, bleibt am Ende immer ein großer Scherbenhaufen. Denn Sachen fallen schnell auseinander, aber nie wieder zusammen. So wird die Unordnung der Welt stets größer.

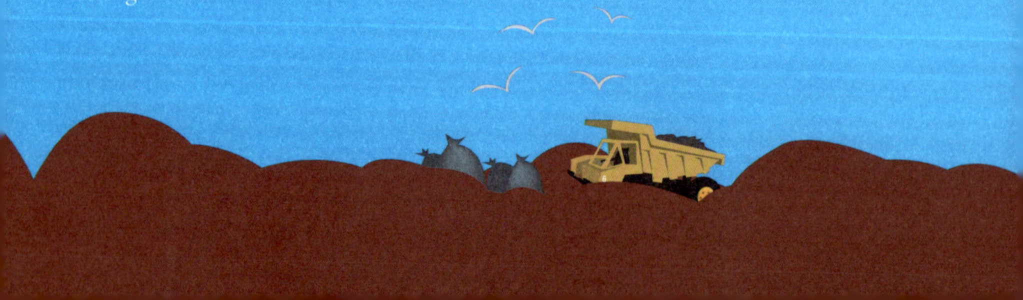

Ordnung in der Unordnung

Dem Leben gelingt es scheinbar, diesem Naturgesetz zu spotten. Denn das Leben schafft zeitliche Oasen der Ordnung in der größer werdenden Wüste der Unordnung. Ein lebendes Wesen weiß die wachsende Unordnung aufzuhalten oder sogar umzukehren. Aus kleinen Kalkstückchen entsteht eine Muschel, aus Erde und Luft ein Blatt am Baum. Ein lebendes Wesen ordnet seinen eigenen Körper. Es heilt Schürfwunden oder baut neue Muskeln und Nervenbahnen auf. Oder es stoppt den Verfall. Astronomen, die den Himmel nach Zeichen von Leben absuchen, suchen nach Ordnungsstrukturen, die dort unter normalen Umständen nicht zu erwarten wären.

Schöne Äpfel

Genau wie beim Beispiel mit dem Kühlschrank schreibt das Gesetz der Unordnung vor, dass ein lebendes Wesen die Ordnung in sich selbst wachsen und dafür in seiner Umgebung eine noch größere Unordnung entstehen lässt. Ähnlich wie ein Kühlschrank geben auch wir Wärme an unsere Umgebung ab. Die nötige Energie holen wir uns durch die Aufnahme von Nahrung, also „geordnetem Material", das wir dann wieder als „Unordnung" ausscheiden. Wir essen schöne Äpfel und scheiden eine unordentliche Masse wieder aus. Alles in allem lassen wir die Unordnung wachsen, aber so, dass diese uns nicht direkt betrifft und wir bei uns mehr Ordnung haben. Wenn wir dafür sorgen, dass unser Haus aufgeräumt bleibt, dann wird unser Heim Teil des lebenden Organismus und nicht Bestandteil der bösen, in sich zerfallenden und toten Außenwelt. Dort, wo aufgeräumt wird, regiert das „Leben". Dass durch unsere Aufräumwut die gesamte Unordnung auf Erden in Form von Mülldeponien und sonstiger Umweltverschmutzung wächst, ist wieder eine andere Geschichte.

Weiterführende Informationen: „Was ist Leben?" von Erwin Schrödinger.

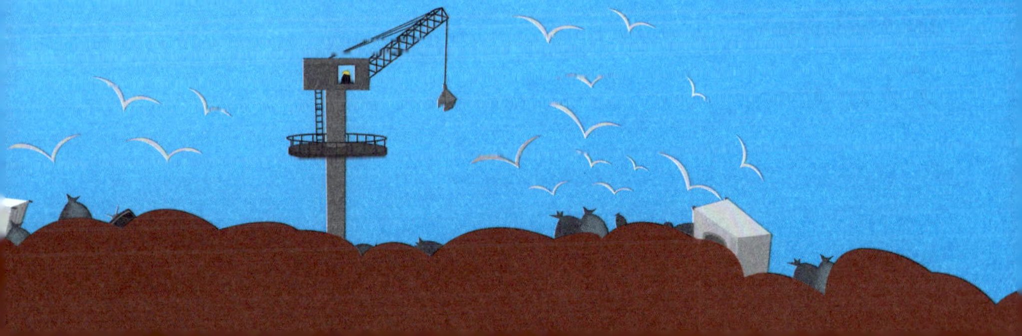

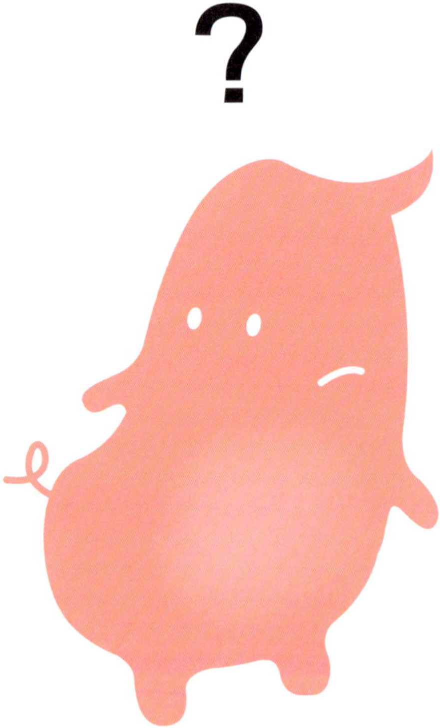

Der Kleine

Der Embryo ist nun zwei Zentimeter groß und wiegt zwei Gramm. Sein Kopf wird spitz und sein Kaulquappenschwanz im Vergleich zu Armen und Beinen kürzer und kürzer. Die Beine bekommen Knie und am Ende der Beine sind Zehen erkennbar.

– 9. Woche –

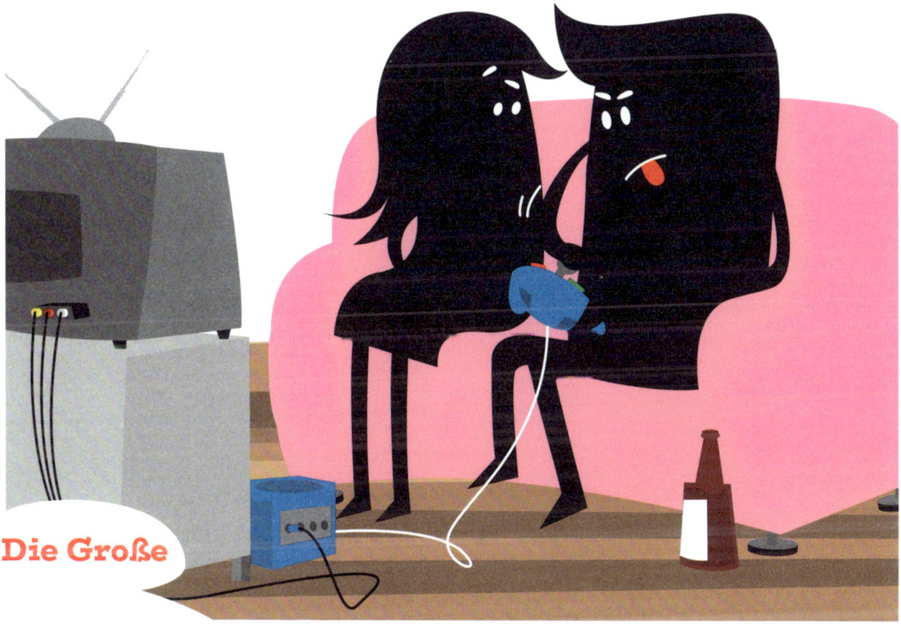

Die Große

Diese Woche hat es in sich. Rechne damit, dass deine Partnerin schnell auf 180 ist oder sie das Gefühl hat, dass alles über ihr zusammenbricht. Wie soll das alles laufen? Mach dir nichts draus, wenn sie dich für einen Totalausfall hält. Wahrscheinlich wird sie es so auch gar nicht sagen, aber ihre Augen sprechen Bände. Wenn du merkst, dass sie dich mal wieder ansieht, als hättest du überhaupt keine Ahnung von der Belastung, die jetzt auf euch zukommt, dann schlage doch einen gemeinsamen Spaziergang vor. Das entschärft die Situation, und Stress ist wirklich nicht gut für Schwangere *(siehe auch „Stress und Schwangerschaft" auf Seite 92)*. Außerdem können die meisten Männer beim Spazierengehen besser reden. Ihr habt schon gewonnen, wenn ihr einfach nur losgeht, und vielleicht fällt dir ja tatsächlich die eine oder andere mitfühlende, oder sogar vernünftige Bemerkung ein. Diesen Überraschungseffekt kannst du dann in aller Ruhe wirken lassen. Deine Freundin wird nicht viel sagen, aber du merkst, wie es in ihr arbeitet: „Vielleicht ist er ja doch nicht ganz so unbrauchbar …" Und der Stresspegel sinkt – ein wenig.

– 10. Woche –

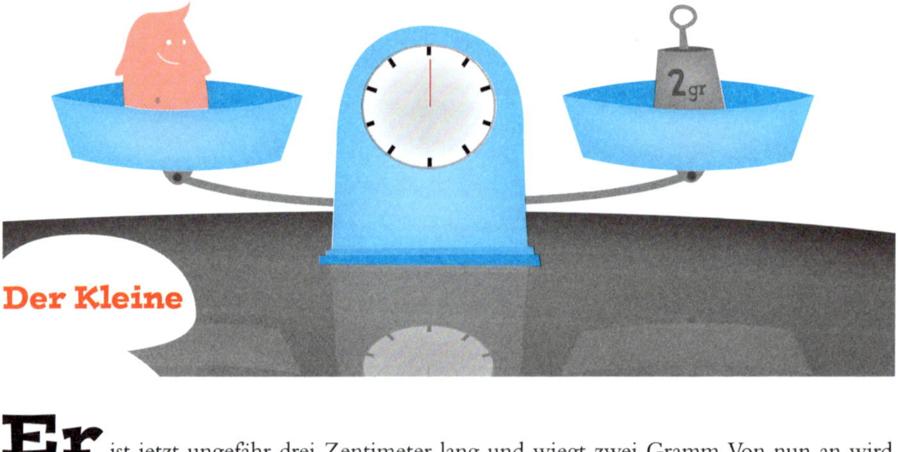

Der Kleine

Er ist jetzt ungefähr drei Zentimeter lang und wiegt zwei Gramm. Von nun an wird er pro Woche um einen Zentimeter größer. Arme und Beine wachsen schnell. Die Schwimmhäute zwischen Fingern und Zehen verschwinden. In dieser Woche trennen sich Brust- und Bauchhöhle durch die sich entwickelnde Zwerchfellmuskulatur, die wichtig für die Atmung ist.

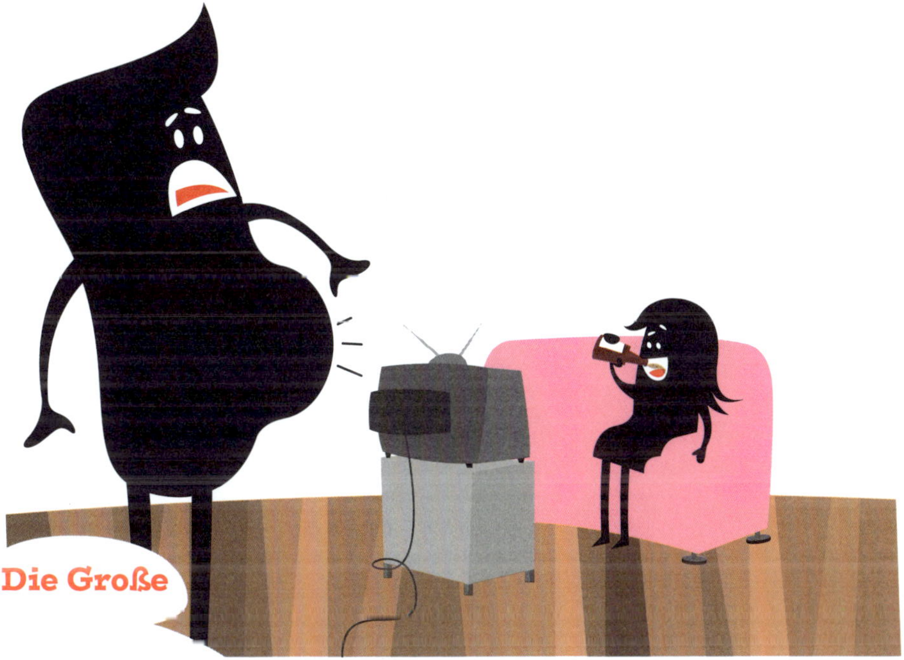

Vorsichtig formuliert bist du in der Hierarchie um einen Platz abgestiegen. Im Klartext: Was du denkst, fühlst und willst, spielt keine Rolle mehr. Wenn deine Freundin morgens wach wird, denkt sie an den kleinen Pinocchio, und genauso ist es abends, wenn sie einschläft. Wenn du beim Abendessen von den witzigen oder bedeutsamen Erlebnissen des Tages berichtest, hört sie dir wahrscheinlich gar nicht zu, weil ihr Kopf gerade mal wieder in ihrem Bauch steckt. Das ist natürlich nicht schön für dich, aber jetzt ist nicht der Moment, um zu lamentieren oder beleidigt zu sein. Übe dich in Empathie. Einfühlungsvermögen ist vermutlich nicht deine Stärke, du bist schließlich ein Mann, aber versuche es einfach. Stell dir vor, du hättest ein Baby in deinem Bauch, und … Na ja, lass mal. Was zählt, ist, dass du dich einfach zurückhältst, auch wenn du nicht genug Aufmerksamkeit bekommst.

– 11. Woche –

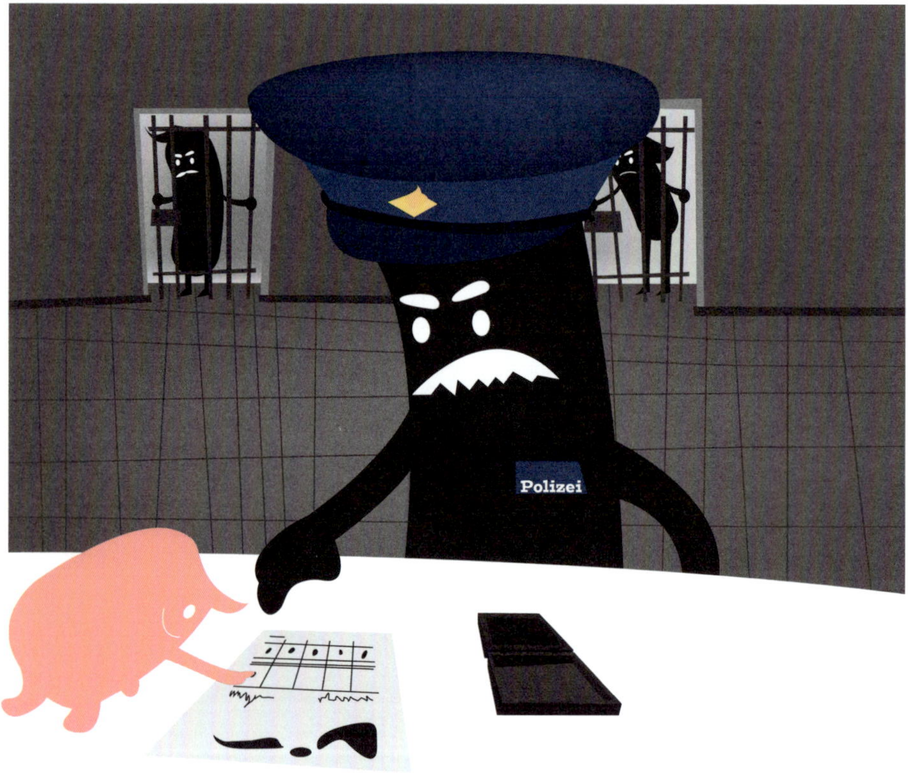

Der Kleine

Von jetzt an darf man den Kleinen „Fötus“ nennen. Augen, Mund und Nase reifen heran. Die Kaulquappe ist zum vier Zentimeter großen und sieben Gramm schweren Mini-Kind mit richtigem Gesicht geworden. Alles, was an einem ausgewachsenen Menschen dran ist, hat auch der Fötus. Der Magen produziert Magensäure, die Nieren funktionieren. Die großen Gelenke wie Knie und Ellbogen formen sich, und der Fötus hat schon seinen eigenen unverwechselbaren Fingerabdruck.

– 11. Woche –

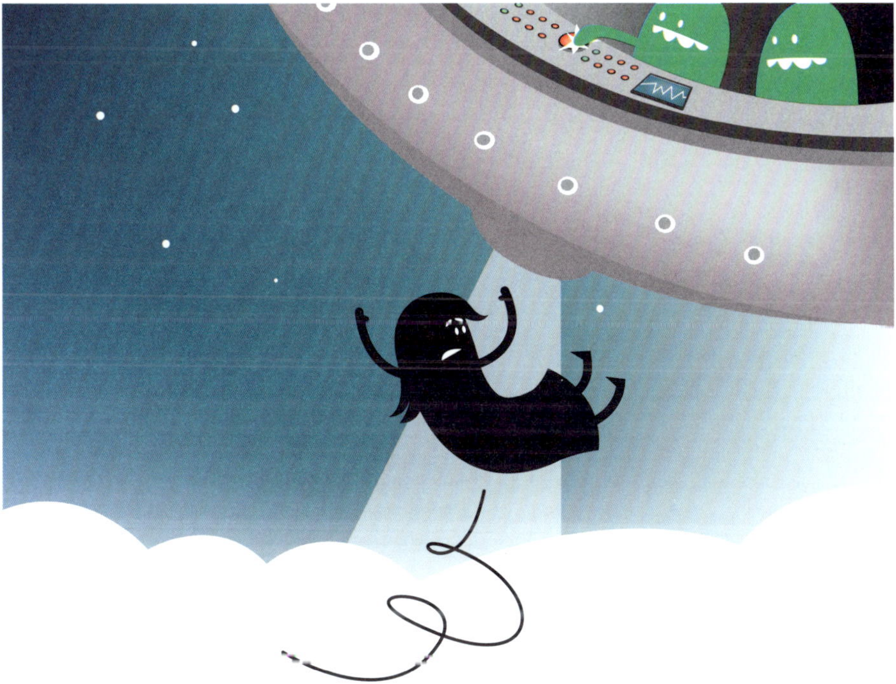

Die Große

Es kann passieren, dass deine Freundin sich wie ein völlig anderer Mensch verhält. Sie isst plötzlich Sachen, die sie früher verabscheute, und umgekehrt. Auch den leckeren Cappuccino mag sie plötzlich nicht mehr. Versuche eventuelle Zwangsvorstellungen zu kontrollieren. Das echte Leben ist kein Film, und es hat auch keine außerirdische Lebensform vom Körper deiner Freundin Besitz ergriffen. Wenn sie sich merkwürdig benimmt, ist das ganz normal. Schuld sind allein die bösen Hormone.

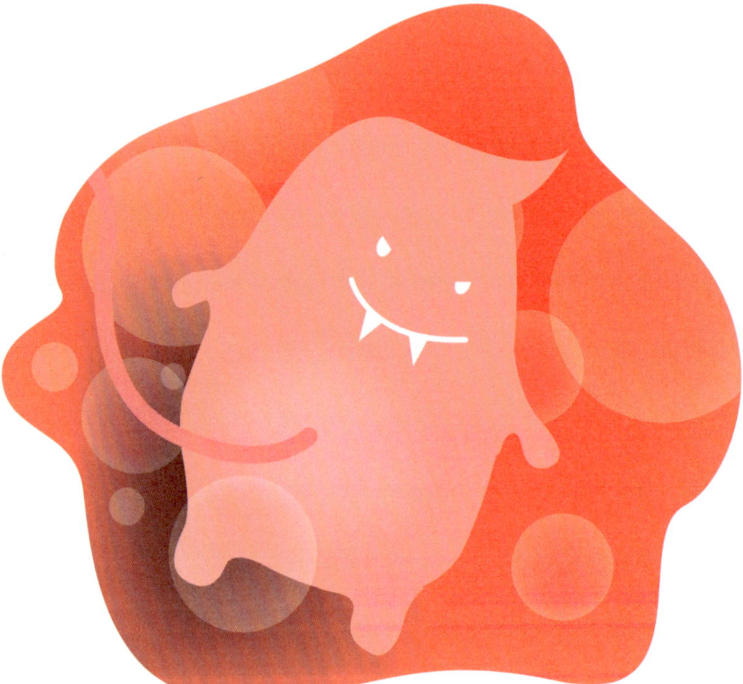

Der Kleine

Der Fötus ist nun sechs Zentimeter groß. Die Augen, die am Anfang an der Seite des Kopfes saßen, schieben sich nach vorn, und auch die Ohren sitzen nun an der richtigen Stelle. An den Fingern wachsen kleine Fingernägel und auf dem Kopf sprießen die ersten Haare. Im Mund ist der Ansatz des Gebisses zu erkennen.

– 12. Woche –

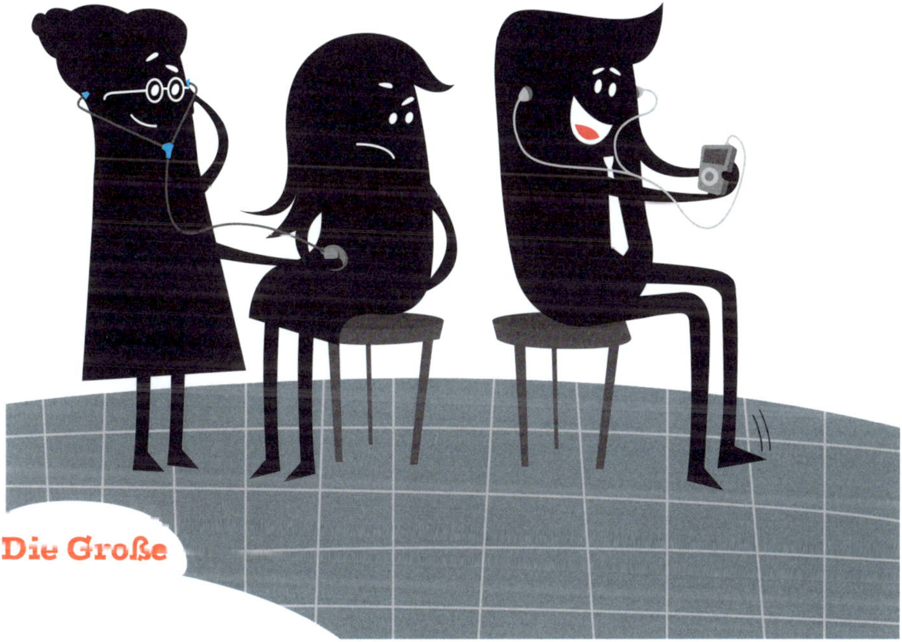

Die Große

Von nun an kann der Frauenarzt mit einem Doppler den Herzschlag hören. Du solltest in dieser Woche deine Partnerin zur Kontrolle begleiten, denn diesen Moment möchte sie garantiert mit dir teilen: das kleine tapfere Herzchen, das sein Bestes tut, um schnell zu schlagen … Ein kräftig pochendes Herz ist auch ein Zeichen, dass das Risiko einer Fehlgeburt abgenommen hat. Natürlich kann es passieren, dass du dir vorkommst wie … na eben wie ein Mann beim Frauenarzt, total deplatziert und nutzlos. Doch die Sache ist ganz einfach: Du hörst gut zu, was der Arzt sagt. Denn deine Freundin wird eher zum Träumen neigen und nicht viel mitbekommen. Und hinterher erklärst du ihr alles noch einmal.

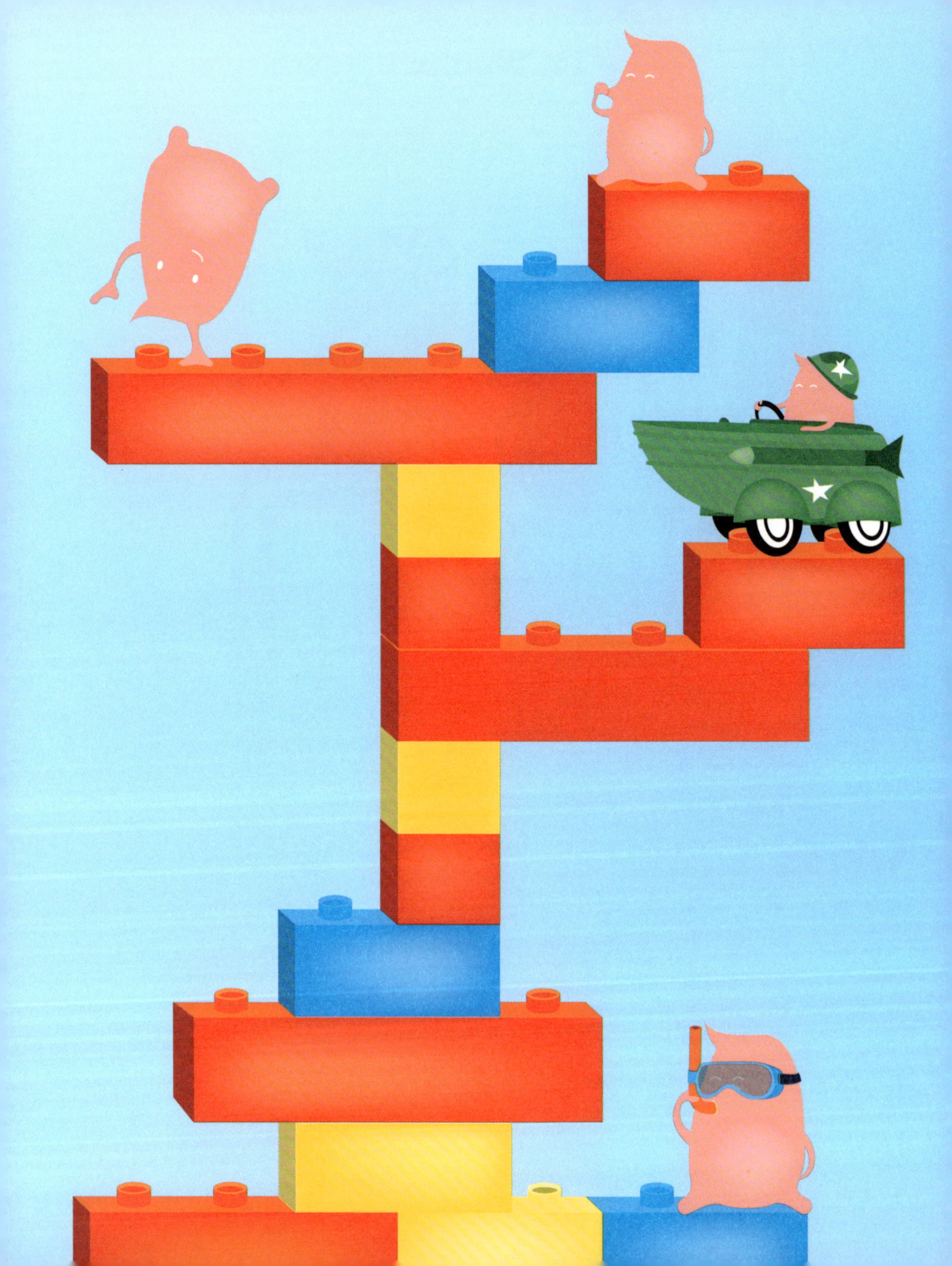

DNA, Chromosomen und Gene

Natürlich weiß jeder Mann (so grob), was Chromosomen und DNA sind. Deshalb hat dein Kind blaue oder braune Augen. Das ist genetisch bedingt. Zur Sicherheit hier noch einmal alle Fakten im Überblick.

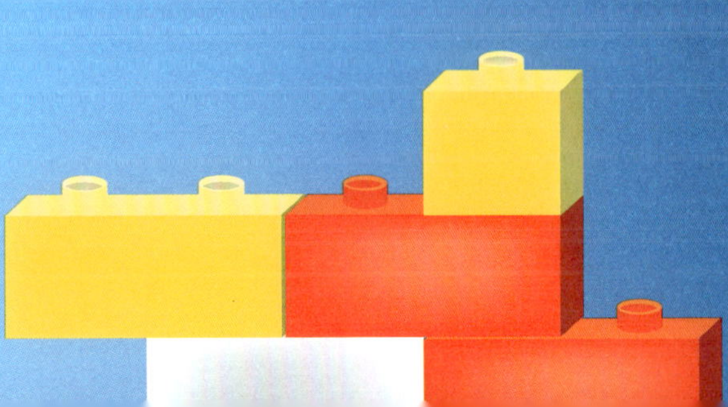

Wir sind aus zehn bis hundert Billionen (tausend Milliarden) Zellen gebaut. Hautzellen, Leberzellen, Gehirnzellen usw. Eine Zelle besteht aus einer Membran, sozusagen dem Beutel, der alles zusammenhält, und einem Zellkern, dem Schaltzentrum der Zelle. Die Zelle ist mit Wasser gefüllt, darin sind Salze, Fette, Kohlenhydrate und Eiweiße in aufgelöster Form enthalten. Zellen kann man sich wie kleine Fabriken vorstellen, in denen sowohl Maschinen als auch Arbeiter aus Eiweißen zu finden sind. Der menschliche Körper besteht aus mehr als 50.000 verschiedenen Eiweißen: feste Eiweißstrukturen, wie sie in Haaren und Haut zu finden sind, und Eiweiße wie Hämoglobin, das Sauerstoff binden kann.

Alle Eiweiße bestehen aus Bausteinen, die es in zwanzig Varianten gibt: den Aminosäuren. Genau wie man aus zwanzig verschiedenen Legosteinen Feuerwehrautos, Häuser und Bäume machen kann, so werden in der menschlichen Zelle aus zwanzig Aminosäuren Eiweiße in unterschiedlichen Formen und Funktionen zusammengebaut.

Bauplan

Das alles passiert nicht zufällig. Eiweiße werden nach einem strengen Bauplan zusammengesetzt. Und dieser Bauplan wird durch das DNA-Molekül festgelegt, das im Inneren jeder Körperzelle verborgen liegt. Ein DNA-Molekül gleicht einer langen gedrehten Kette, deren Stränge aus Deoxyribose- und Phosphorsäure-Einheiten gebildet sind. Die Stufen, die die Stränge miteinander verbinden, bestehen aus zwei Hälften, die genau aneinanderpassen. Diese Hälften wiederum bestehen aus den vier organischen Basen Thymin (T), Adenin (A), Cytosin (C) und Guanin (G).

Vergiss einfach die schwierigen Namen und denk genau wie bei den Aminosäuren an Bausteine, die ineinandergesetzt werden. Thymin und Adenin passen gut zusammen, und Cytosin und Guanin ebenfalls. Aber Thymin passt nicht zu Guanin und Adenin nicht zu Cytosin. Ein DNA-Molekül ist wie ein doppelter Totempfahl mit zwei Händen, die sich umschlungen haben und sich festhalten. Eine T-Hand hält immer eine A-Hand fest, eine C-Hand immer eine G-Hand.

Reihenfolge

Wenn man zwei Totempfähle auseinanderdreht, dann ist der eine Strang die negative Entsprechung des anderen. Ein halbes DNA-Molekül kann als Form für die Herstellung des anderen benutzt werden. Die Reihenfolge der Hände sieht auf den ersten Blick recht willkürlich aus, so wie ATGTACCGTGGATAA. Doch die Reihenfolge der „Buchstaben“ ist nicht so zufällig, wie es scheint. Sie zeigt an, wie die Aminosäuren zusammengesetzt werden. Der oben genannte Code heißt übersetzt:

ATG: Start

TAC: Nimm die Aminosäure Tyrosin

CGT: Nimm die Aminosäure Arginin

GGA: Nimm die Aminosäure Glyzin

TAA: Stopp

Dieses Stück DNA-Code, das mit der Bauformel eines Eiweißes korrespondiert, nennt man Gen.

Faden

DNA ist somit vergleichbar mit einer CD voller Nullen und Einsen, und die Eiweiße sind wie die Musik, die man hört, wenn diese CD läuft. Aber DNA ist keine Scheibe, sondern ein etwa zwei Meter langer Faden. So lang ist ein DNA-Molekül.

Es würde ein ziemliches Durcheinander entstehen, wenn das DNA-Molekül nicht in einem Schutzpanzer aus Eiweißen eingekapselt wäre. Die Kombination von DNA-Molekül und Schutzschicht nennen wir Chromosom.

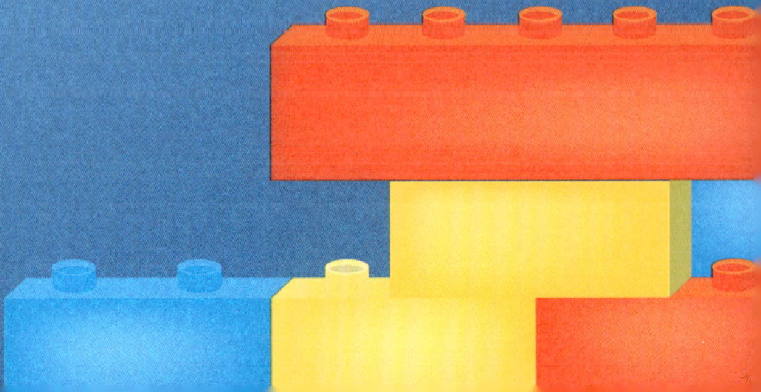

Der Schutzpanzer des Chromosoms sorgt dafür, dass nicht alle Gene einer Zelle aktiv werden. Jeder unterschiedliche Zelltyp verwendet nur einige ganz spezifische DNA-Abschnitte. Das Gen für blaue Augen bleibt in einer Muskelzelle eingeschlossen, wird aber in einer Augenzelle geöffnet. Die Eiweiße rollen den speziellen DNA-Abschnitt kurz aus, damit die DNA kopiert werden kann. Diese Kopie eines Gens wird mRNA genannt. Eiweiße, die Ribosomen heißen, verwenden die mRNA-Kopien, um aus Aminosäuren die Eiweiße zusammenzusetzen, genau wie eine Drehorgel durch die Lochbänder Musik macht.

Chromosomenpaare

Chromosomen bestehen jeweils als Paar. Normalerweise hat ein Mensch 46 Chromosomen, die auf 23 Paare verteilt sind. Jedes Chromosomenpaar enthält ein Chromosom vom Vater und eines von der Mutter. Es gibt 22 Autosomen-Paare und ein Geschlechtschromosomen-Paar. Die Autosomen werden nach abnehmender Länge von 1 bis 22 durchnummeriert. Die Geschlechtshormone werden mit einem X oder einem Y angedeutet. Eine Frau hat zwei X-Chromosomen, eines vom Vater und eines von der Mutter. Ein Mann besitzt ein XY-Chromosomen-Paar, das einzige Chromosomen-Paar, das nicht gleich lang ist.

Augen

Da die meisten Chromosomen doppelt vorliegen, sind auch die Gene doppelt vorhanden. Für jedes Eiweiß gibt es somit einen doppelten Bauplan. Einen vom Vater und einen von der Mutter. Deshalb ist es möglich, dass ein Vater mit Blutgruppe A und eine Mutter mit Blutgruppe B ein Kind mit der Blutgruppe AB bekommen können. Im Fall der Augenfarbe kann ein Kind auf diese Weise blau-braune Augen bekommen. Blau-braune Augen sehen braun aus. Darum ist Braun in diesem Fall dominant. Ein Vater mit blau-braunen Augen und eine Mutter mit blau-braunen Augen haben beide eine braune Augenfarbe. Sie können Kinder bekommen mit braun-braunen, blau-braunen und blau-blauen Augen. Die ersten beiden Kombinationen ergeben braune Augen und die letzte blaue Augen.

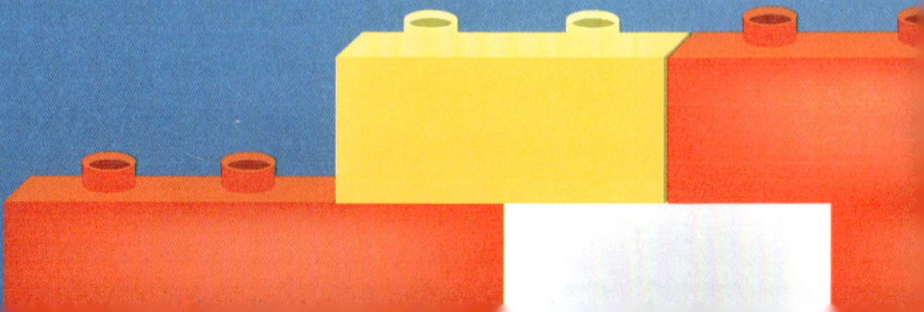

Farbenblind

Die Tatsache, dass es für eine Funktion zwei beinahe identische Eiweiße gibt, ist ein eingebauter Sicherheitsmechanismus. Sollte das Gen der Mutter einen Defekt aufweisen, dann kann das Gen des Vaters diesen Defekt meistens auffangen. Aber nicht in jedem Fall. Männer haben nämlich ein Chromosomen-Paar, das nicht symmetrisch ist: das XY-Chromosom. Das Y-Chromosom, manchmal auch als Geschlechts-Chromosom bezeichnet, hat keine große Bedeutung. Es ist viel kürzer als das X-Chromosom. Es enthält eigentlich nur Gene, die mit der Produktion von Testosteron zu tun haben. Ein Defekt des X-Chromosoms hat Konsequenzen. Ein bekanntes Beispiel ist die Rot-Grün-Blindheit, die aus diesem Grund bei Männern weit verbreiteter ist als bei Frauen. Wenn im Zusammenhang der Schwangerschaft von einer Chromosomen-Abweichung gesprochen wird, dann geht es dabei meist darum, dass das Chromosom 21 dreimal und nicht zweimal vorkommt. Dies ist die Ursache für das Down-Syndrom.

Weitere Informationen: „Auf der Suche nach der Doppelhelix" von John Gribbon.

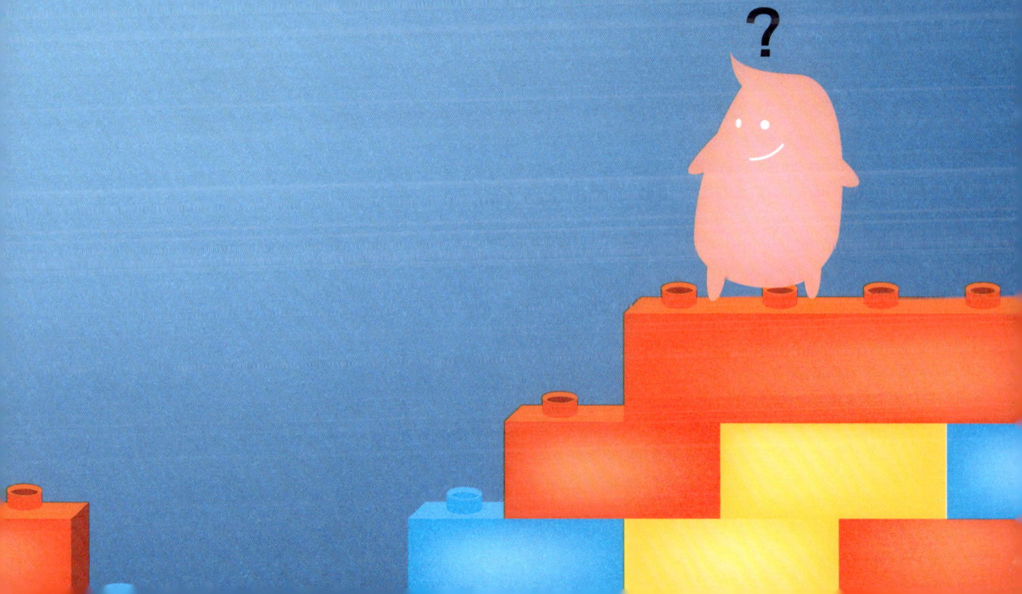

Das 2. Trimester!

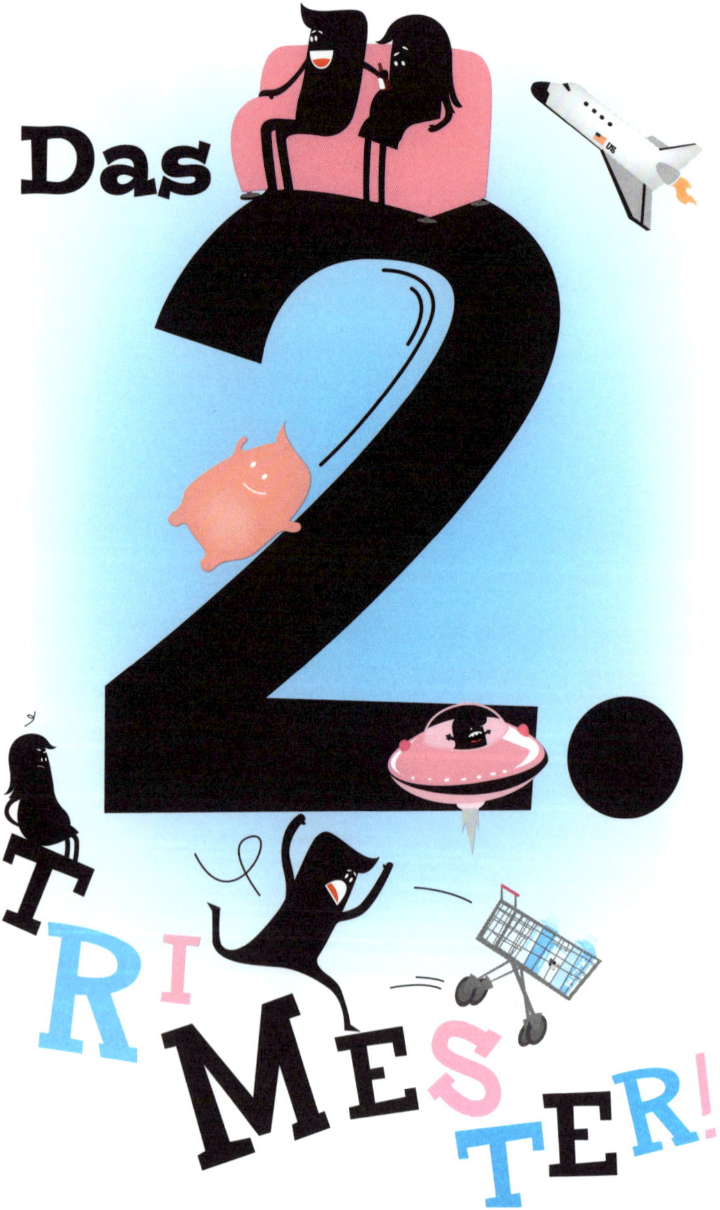

Für deine Freundin – und damit auch für dich – beginnt nun eine sehr anstrengende Zeit. Deine Freundin versprüht die Fröhlichkeit von Bob dem Baumeister. Sie hat Energie für drei, sprudelt vor Ideen, bekommt rosa Wangen – und genau in dieser Farbe streicht sie auch das Kinderzimmer.

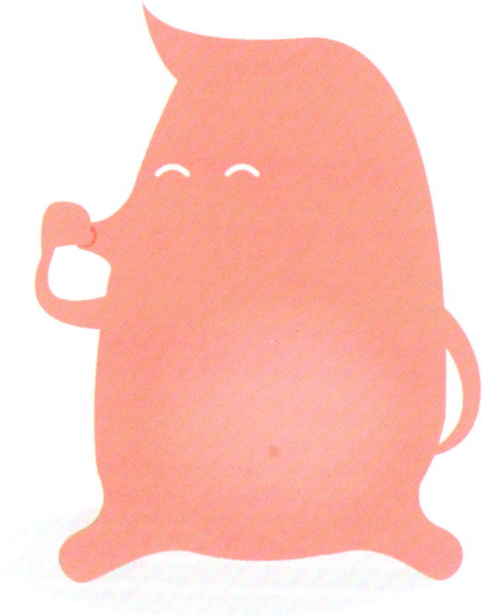

Der Kleine

Das Baby (mittlerweile acht Zentimeter und 23 Gramm) bekommt langsam ein eigenes Empfinden. Wenn es will, bewegt es seine reiskorngroßen Finger und kann mit ihnen sein Gesicht berühren und an den Lippen fühlen – und das über Stunden. Und was das Schönste ist: Jetzt entwickelt sich der Saugreflex, so lässt es sich herrlich Daumen lutschen. Auch die Geschmacksknopsen und die Nase sind von nun an einsatzfähig.

– 13. Woche –

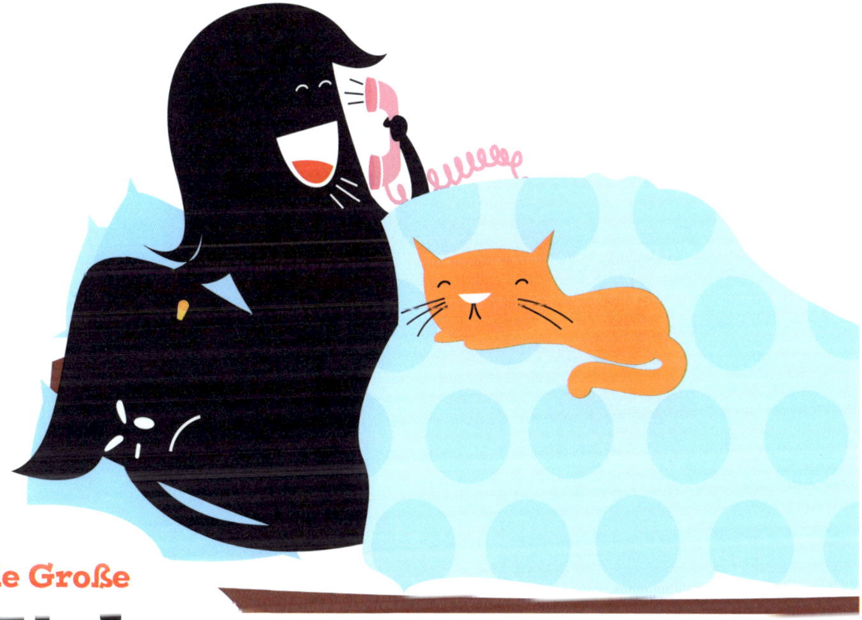

Die Große

Viele Frauen warten bis zu dieser Woche und erzählen erst jetzt allen Bekannten und insbesondere Freundinnen die große Neuigkeit. Dann sitzen sie stundenlang kichernd und gackernd am Telefon, und die E-Mail-Postfächer quellen über. Du musst das nicht verstehen, das ist Kommunikation unter Frauen. Da heißt es nicht: „Hallo, ich bin schwanger!“ und „Oh, herzlichen Glückwunsch!“ Nein, da sprudelt ein Redeschwall aus einer Quelle, die offenbar niemals versiegt. Für dich ist das nur ein Grundrauschen aus belanglosen Worten. Aber die Sache hat im weiblichen Kosmos eine wichtige Funktion. Denn hinter den aus deiner Sicht konfusen und völlig unstrukturierten Dialogen steckt eine Neujustierung des sozialen Koordinatensystems deiner Partnerin. Wie reagiert A? Wie reagiert B? Wie verlässlich sind meine Freundschaften? Wer unterstützt mich? Von wem hätte ich eine andere Reaktion erwartet? Die Gehirnhälften, in denen emotionale und soziale Intelligenz zu finden sind, machen gerade Überstunden. Den meisten Männern fehlt der Zugang zu diesem Gegackere. Aber es genügt, wenn du dir klarmachst: „Nur Geduld, das hat alles seinen Sinn.“

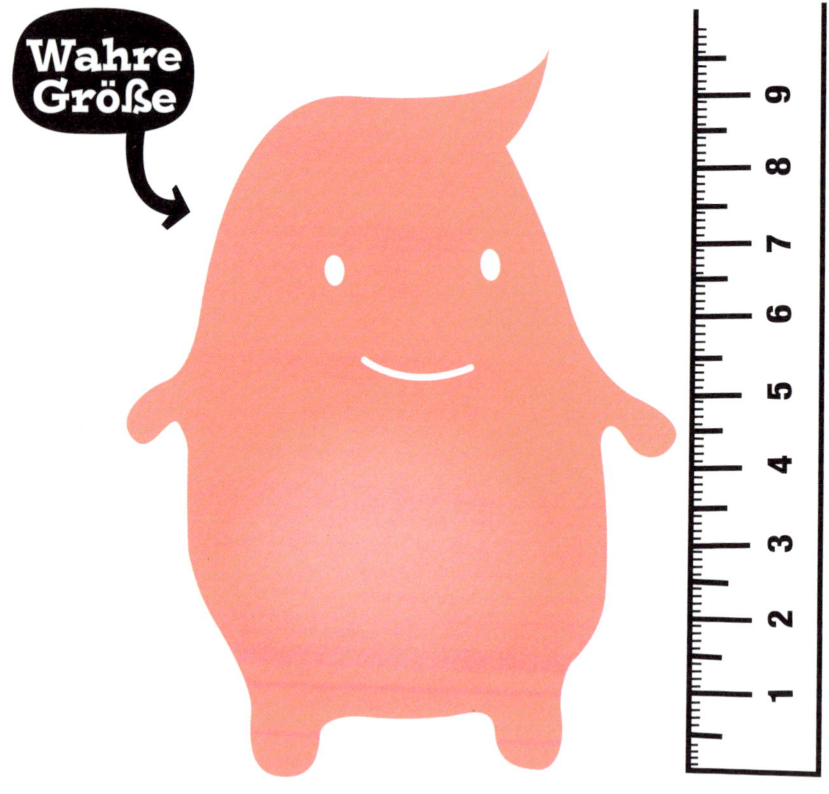

Der Kleine

Obwohl die meisten Abfallstoffe des Babys (mittlerweile neun Zentimeter und 28 Gramm) über die Nabelschnur abtransportiert werden, beginnt das Baby nun seinen Urin ins Fruchtwasser abzulassen. Glücklicherweise ist Baby-Urin nicht verunreinigt. Das Baby trainiert seine Atmung, indem es Fruchtwasser ein- und ausatmet. Durch das schnelle Wachstum des Gehirns besteht das Baby derzeit zur Hälfte aus Kopf.

– 14. Woche –

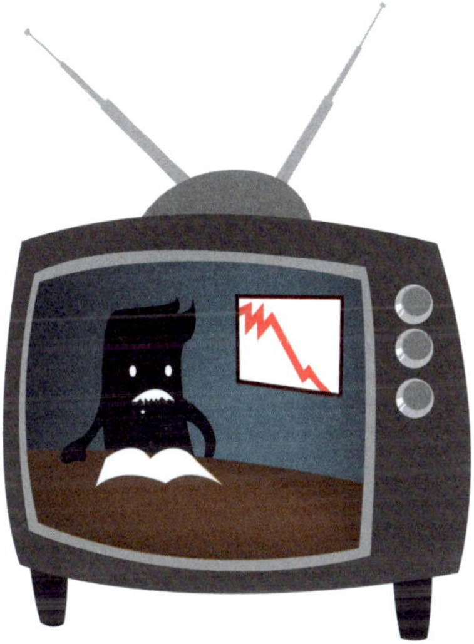

Die Große

Wenn deine Partnerin bis jetzt über Übelkeit und Hormonschwankungen geklagt hat, dann wird es ab dieser Woche garantiert besser. Doch freu dich nicht zu früh. Wahrscheinlich verlangt sie nun, dass plötzlich ganz viel erledigt werden muss. Eine neue Küche muss her. Dein Arbeitszimmer soll zum Kinderzimmer werden. Der Garten muss gemacht oder der Schuppen aufgeräumt werden. Und das alles „sofort". Es hat keinen Sinn, ihr zu widersprechen. Am besten, du hilfst ihr – sofort. Achte darauf, dass deine Freundin genug und gesund isst. Wenn der Topf leer ist und sie hungrig auf deinen Teller starrt, gib ihr etwas ab. Lass sie in einer glücklichen Schwangerschaftsblase dahinschweben. Bring ihr Wohlfühl-Zeitschriften mit, kauf Badekugeln, lass die Badewanne volllaufen, damit sie im wohlig-warmen Wasser faulenzen kann. Falls du abends gern die Acht-Uhr-Nachrichten guckst, sorge dafür, dass deine Freundin davon nicht gestört wird. Sie will das Politik-Elend nicht sehen, sondern viel lieber Germany's Next Topmodel oder eine schöne DVD schauen. Dein Ziel muss es sein, dass sie sich später gern an ihre Schwangerschaft erinnert und nicht an die Zeit der dritten Intifada, des Börsenkrachs oder der Meisterschaft von Borussia Dortmund.

– 15. Woche –

Der Kleine

Das Baby (inzwischen zehn bis zwölf Zentimeter) bewegt sich viel und schlägt sogar schon richtige Purzelbäume. Die Nieren entwickeln sich weiter und der Körper wächst im Verhältnis zum riesigen Kopf wieder etwas schneller. Feine Härchen bedecken den ganzen Fötus.

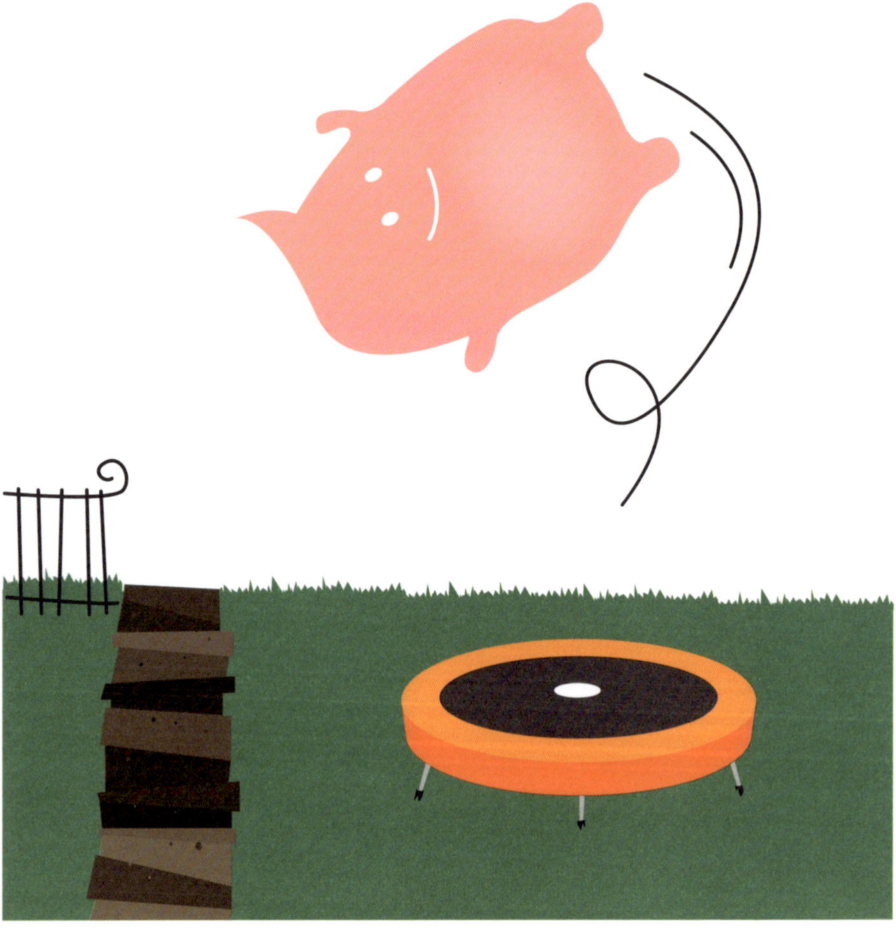

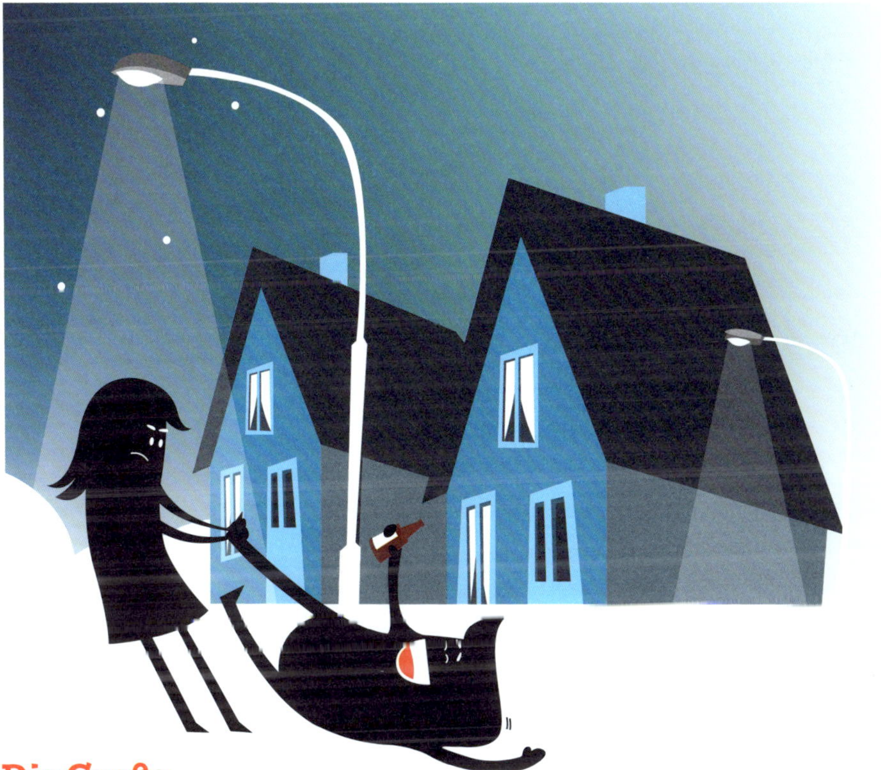

Die Große

Falls ihr einen gemütlichen Abend plant, dann denk daran, dass deine Freundin während der Schwangerschaft keinen Tropfen Alkohol trinkt. Blöde Witze nach dem sechsten Bierchen kommen da gar nicht gut. Bevor du sie jetzt für eine Spaßbremse hältst, solltest du einmal einen Selbstversuch unternehmen: Du brauchst nur auf der nächsten Party mal keinen Alkohol zu trinken. Was glaubst du, wie schnell du dann mit deiner Freundin in der Ecke sitzt und die Witze der Leute blöd und deren Benehmen kindisch findest! So sieht es für sie also während der ganzen Schwangerschaft aus! An diesem Abend bist auch du froh um die gute Ausrede „Schwangerschaft“, und ihr geht früh nach Hause.

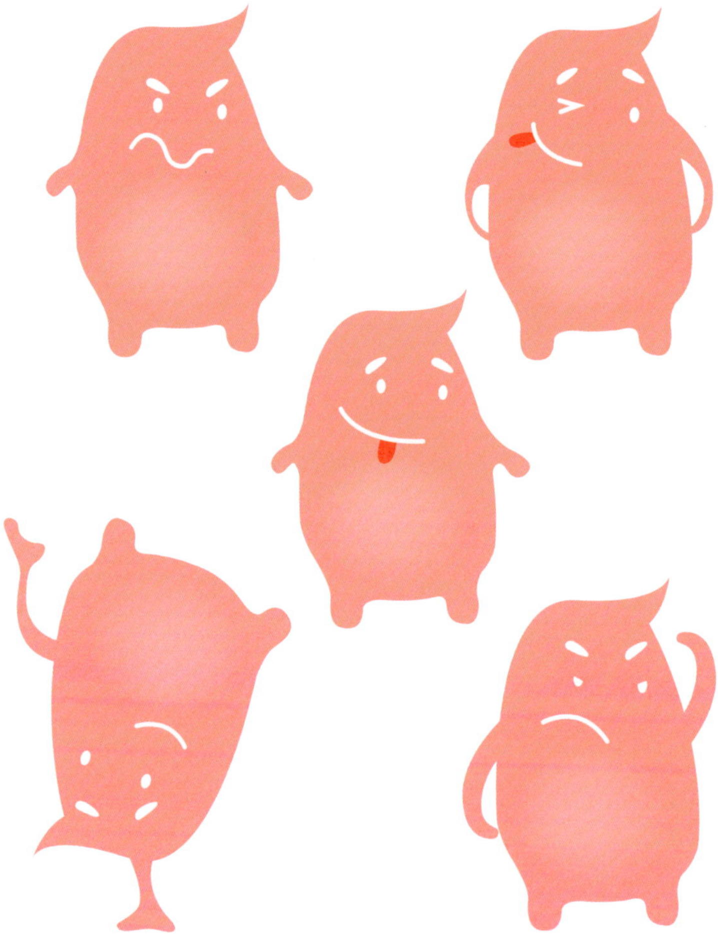

Der Kleine

Die Augenbrauen bilden sich und das Baby (15 Zentimeter) hat nun ein richtiges Gesicht, mit dem es dumme Grimassen zieht. Es kann mittlerweile hell und dunkel unterscheiden.

– 16. Woche –

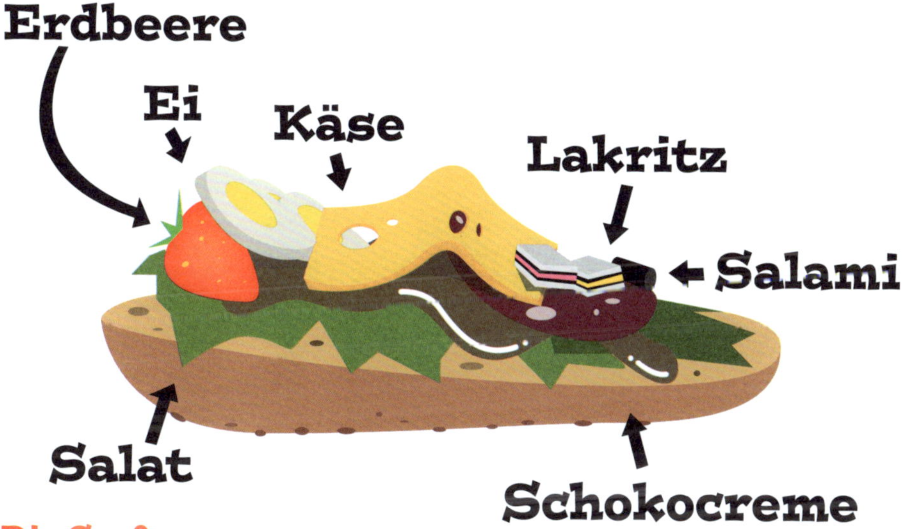

Die Große

Es gibt gute und schlechte Nachrichten. Deine Partnerin erlebt wahrscheinlich in dieser Woche ein ganz neues Bauchgefühl. Etwas tut sich, ähnlich wie eine Blähung, aber doch anders. Das ist kein Pups in der Kurve, sondern ein gehöriger Tritt deines Babys! Der Nachwuchs hat nämlich viel Platz und zappelt und purzelt im Bauch herum. Und die schlechte Nachricht: Langsam kommen wieder Beschwerden – Rückenschmerzen, Schwindelgefühle sowie geschwollene Knöchel und Finger. Eine gute Gelegenheit, um eine Wärmflasche oder ein wärmendes Kirschkernkissen mitzubringen.

Steh nicht blöd rum, wenn deine schwangere Freundin mitten in der Nacht die Treppe hinunterpoltert und auf der Suche nach getrocknetem Fleisch, Schweineschmalz oder saurem Hering den Kühlschrank durchwühlt. Denk dir nichts und hilf ihr. Ab und an mal eine Fressattacke oder ein seltsamer Imbiss, der so garantiert in keinem Rezeptbuch steht, das kann ein Baby locker wegstecken. Dies ist übrigens ein guter Zeitpunkt, um einen Termin für die „große Ultraschalluntersuchung“ in der 20. Woche festzulegen. Falls ihr das wollt *(siehe auch Seite 16)*.

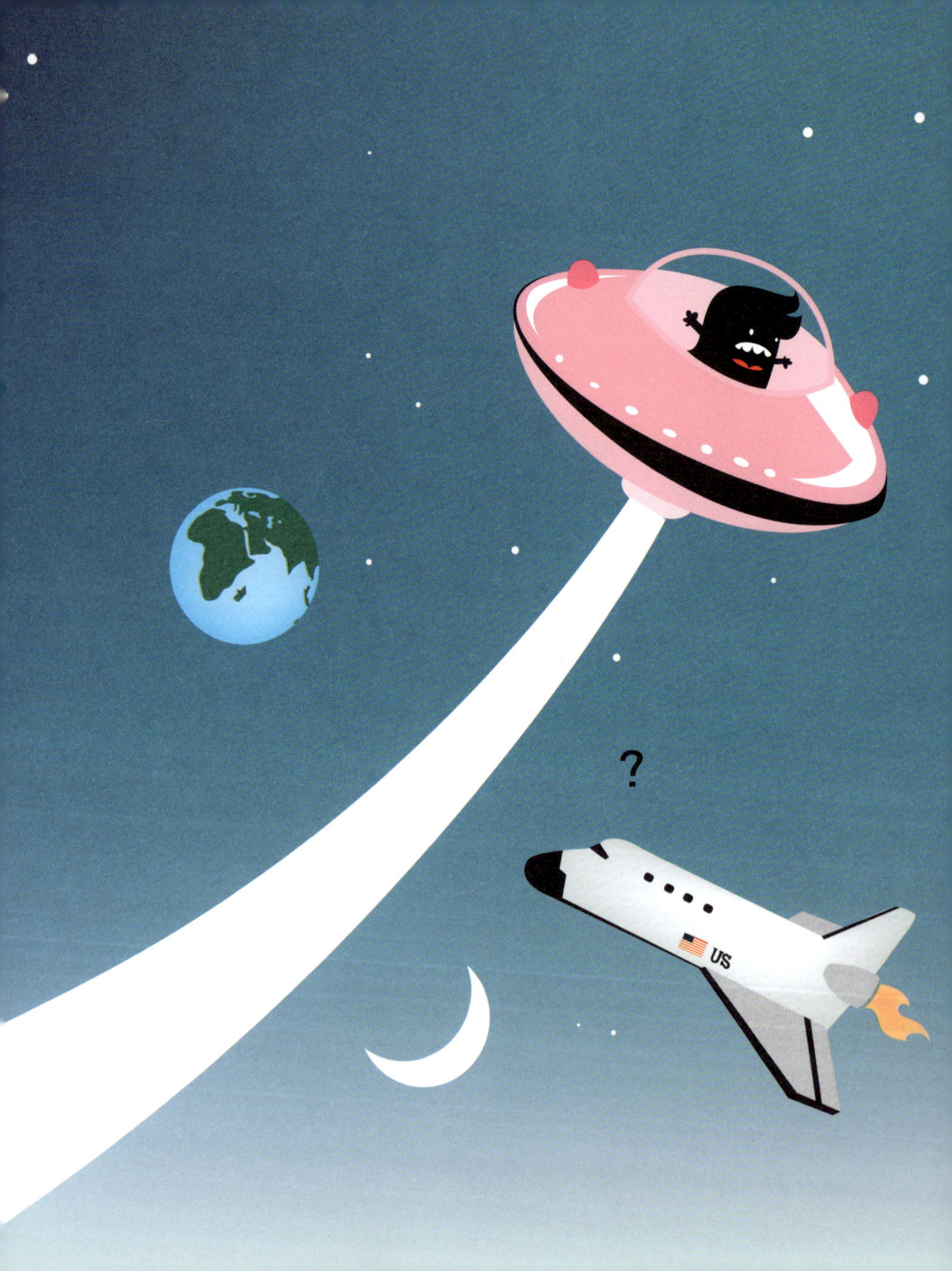
?
US

STERNEN STAUB

„Wir sind gemacht aus Sternenstaub." Das ist nicht nur ein romantischer Spruch für eine Geburtsanzeige, es ist sogar die Wahrheit.

Geburtsanzeigen sind nicht unbedingt Männersache. Es ist schwierig, etwas Nettes über die Geburt eines Kindes zu sagen, ohne dabei allzu tief in den Schmalztopf zu greifen. Schau dir doch die Geburtsanzeigen an: „Unser Wunder ist geboren." Oder „Du bist der kleine Sonnenschein, bei Tag und auch bei Nacht." Aber du wirst um das Thema nicht herumkommen. Schlimmer noch: Deine Freundin hofft insgeheim, dass du die zündende Idee hast, natürlich gefühlvoll und geistreich zugleich. Dir fallen aber nur Texte ein wie „So, endlich geht mein Leben weiter." oder „Das war's dann wohl mit dem Traum, Rockgitarrist zu werden." Sehr witzig, aber leider gar nicht das, was einer schwangeren Frau vorschwebt.

Rettung

Glücklicherweise ist Rettung in Sicht. Mit etwas astronomischem Wissen könnt ihr einen schönen und ehrlichen Text verfassen, der allen wichtigen Anforderungen entspricht: Wahr und aufrichtig muss er sein, nicht übertrieben nebulös oder niedlich, und er muss sogar einer werdenden Mutter gefallen. Ungefähr so:

„Jeder Nagel, jedes Härchen, jede Wimper … gemacht aus Sternenstaub."

Sternenstaub? Ja, Sternenstaub. Alles, was du um dich herum siehst, was du anfassen oder zerschlagen kannst, ist aus Sternenstaub. Alles auf der Erde besteht aus einem der 90 Elemente, die in der Natur vorkommen. Elemente sind die Grundbestandteile von allem, was dich umgibt, wie etwa Wasserstoff, Sauerstoff, Stickstoff, Eisen und Gold. Und die meisten haben ihren Ursprung in einem Stern, der mindestens acht Mal größer war als unsere Erde. Ein gleißender Feuerball, der vor Hunderten Millionen Jahren explodierte.

Am Anfang …

Kurz nach dem Big Bang, der Geburt des Weltalls, war das Universum dunkel und voll mit düsteren Wasserstoffwolken. Wasserstoff ist das einfachste Element und besteht aus einem positiv geladenen Proton, das von einem negativ geladenen Elektron umkreist wird. Man kann sich ein Wasserstoffatom als Proton vorstellen, um das eine Elektronenhülle liegt. Es ist das erste der Elemente.

Die Wasserstoffwolken werden durch die Schwerkraft kompakt und kugelförmig. Nach einiger Zeit wird der Druck im Inneren des Balls so groß und die Wasserstoffatome werden derart fest zusammengedrückt, dass sie zu Heliumatomen verschmelzen; ein Prozess, der allgemeinhin als Kernfusion bezeichnet wird. Ein Heliumatom ist das zweiteinfachste Element. Man kann ein Heliumatom auch als Addition von zwei Wasserstoffatomen betrachten. Es ist das zweite der Elemente.*

** Eigentlich bilden vier Wasserstoffatome ein Heliumatom, aber wenn du wissen möchtest, warum, dann musst du dich tiefer mit der Materie beschäftigen.*

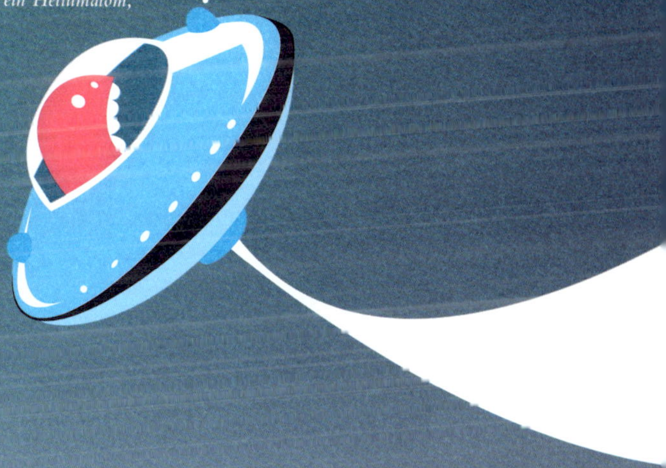

Die Kernfusion kann man sich wie zwei Murmeln vorstellen, die so kräftig zusammendrückt werden, dass sie zu einer Murmel werden. Das Verrückte daran ist, dass die entstehende Doppel-Murmel etwas leichter ist als die zwei ursprünglichen Murmeln. Wenn man Wasserstoffatome zu Heliumatomen zusammendrückt, verschwindet Masse. Die verschwundene Materie hat sich aber nicht in nichts aufgelöst, sondern wurde in Energie umgewandelt, gemäß Einsteins berühmter Formel:

$E= mc2$

Hierbei steht E für Energie, m für Masse (Gramm) und c für die Lichtgeschwindigkeit (300.000.000 Meter in der Sekunde). Die Lichtgeschwindigkeit zum Quadrat ist eine wahnsinnig große Zahl. Es ist daher nur ein kleines bisschen Masse notwendig, um viel Energie zu produzieren. Die Energie, die durch das Zusammendrücken von Wasserstoff zu Helium entsteht, verschwindet in Form von elektromagnetischen Wellen: Licht und Gammastrahlung. Unmittelbar nach dem Urknall gab es einen Moment, als eine Wasserstoffwolke durch die eigene Schwerkraft derart zusammengedrückt wurde, dass dieser Prozess in Gang gesetzt wurde und Licht produzierte. Nach und nach erschienen dann andere Lichter im Weltall.

Schwer in ihrem Element

Ein Stern ist also eine Art kugelförmige Wasserstoffwolke, deren äußere Schichten auf die inneren drücken. Der Druck im Inneren wird so groß, dass dort ständig eine Wasserstoffbombe explodiert und den Wasserstoff wieder nach außen drückt. Das Ergebnis ist ein lichtgebendes kugelförmiges Gleichgewicht: ein Stern oder eine Sonne. Wenn im Kern des Sterns der Wasserstoff verbraucht ist, setzt eine neue Kernfusion ein, die die Heliumatome zu noch schwereren Elementen zusammenschmelzen lässt. Dieser Prozess setzt sich fort bis zum Element Eisen (Ordnungszahl 26 im Periodensystem). Eisen ist das schwerste Element, bei dem durch die Kernfusion Energie freigesetzt wird. Schwerere Elemente wie Gold (79) oder Blei (82) können nicht durch Kernfusion entstehen.

Supernova

Wenn im tiefsten Inneren eines Sterns Eisen entsteht, wird es ernst. Der große Sternmotor beginnt zu brodeln. Weil der nach außen gerichtete Druck nachlässt, fällt der Gasballon unter der Last seiner eigenen Schwerkraft in sich zusammen. Dabei wird durch Reibung sowie durch quantenmechanische und Gravitations-Prozesse so viel Energie freigesetzt, dass der Stern auseinanderbirst. Ist der Stern acht Mal schwerer als unsere Sonne, bilden sich in dieser Supernova-Explosion auch schwerere Metalle wie Gold und Blei. Übrig bleibt nur eine dunkle Schutt- und Gaswolke mit den neunzig Elementen, die wir auch auf der Erde kennen.

Aus so einer Wolke entstand unser Sonnensystem. Wenn man sich seine Hände anschaut, sieht man biologische Bauwerke, die aus Material bestehen, das sich in einem gigantischen Stern gebildet hat. Verglichen mit ihm ist unsere Sonne ein Winzling. Und darum kannst du ganz seriös sagen:

„Gemacht aus Sternenstaub. Entstanden im Herzen eines Sterns.“

Das eignet sich doch vorzüglich für eine Geburtsanzeige. Und es hört sich ziemlich poetisch an, wenn man zu einer werdenden Mutter sagt:

„Dieser Ring ist aus einem Material, das bei der Explosion eines Sterns entstand, der vor lauter kosmischer Leidenschaft zerbarst.“

Wirklich, das stimmt (zumindest wenn der Ring aus Gold oder Silber ist).

Weitere Informationen: „Geschöpfe aus Sternenstaub“ von John Gribbin; verschiedene Titel von Govert Schilling.

– 17. Woche –

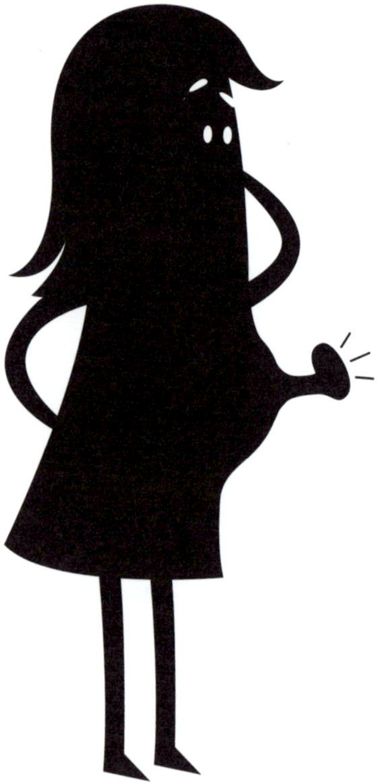

Der Kleine

Das Baby (17 Zentimeter und 100 Gramm) kann inzwischen schon laute Geräusche wahrnehmen und sich erschrecken. Einige Frauen merken, dass ihr Kind auf Lachen oder Niesen mit heftigem Strampeln reagiert. Falls deine Freundin noch nichts merkt, hat das nichts zu sagen. Bei einigen Babys dauert es etwas länger.

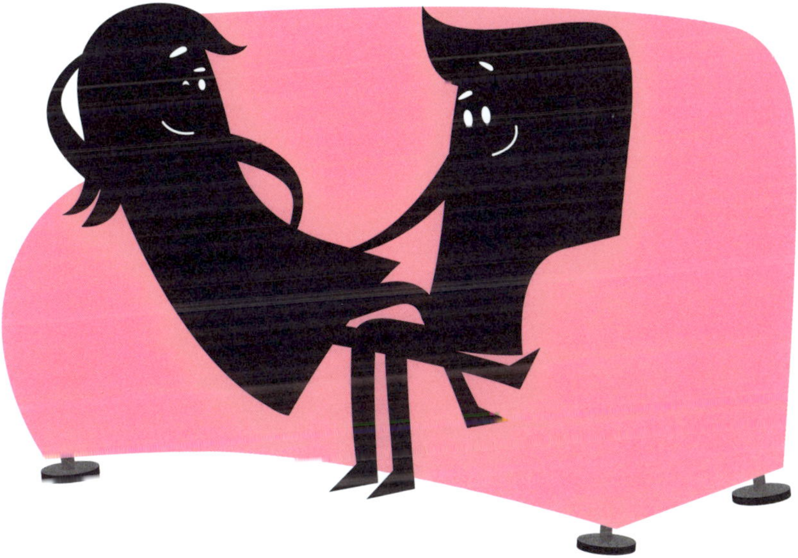

Die Große

Deine Freundin sieht äußerst gesund aus. Ein zartes Rot bringt ihre Wangen zum Leuchten und ihre Organe werden besonders gut durchblutet. Mit etwas Glück genießt sie Körperkontakt an bestimmten Stellen ganz besonders.

– 18. Woche –

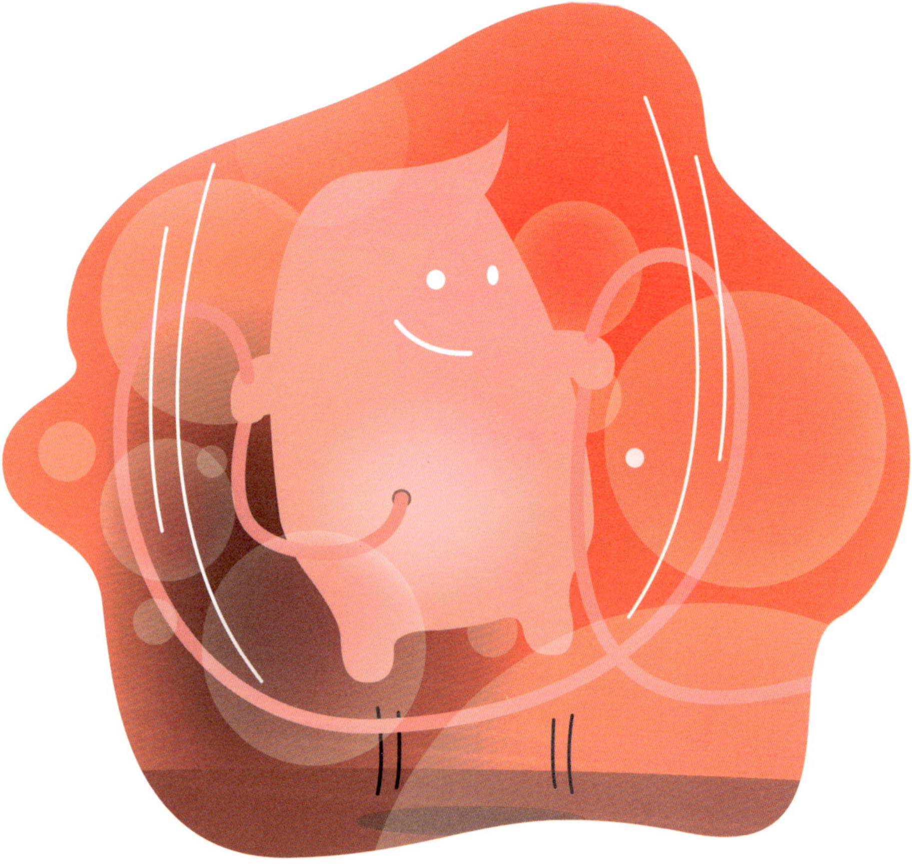

Der Kleine

Das Baby wächst nun rasend schnell und ist schon ungefähr 18 Zentimeter groß. Sein Körper macht den großen Vorsprung des Kopfes wieder wett und das Verhältnis zwischen Kopf und Körper gleicht sich an. Das Kind entwickelt einen Schlaf-Wach-Rhythmus.

– 18. Woche –

Die Große

Achte auf ihren Nabel. Falls er noch nicht nach außen geploppt ist, kann das nun jeden Augenblick passieren. Vielleicht gehörst du zu den wenigen Männern, die miterleben, wie sich der Nabel nach außen stülpt. Deiner Freundin kann in diesem Stadium der Schwangerschaft öfter schwindelig sein oder sie leidet unter Kurzatmigkeit. Möglicherweise zeigen sich plötzlich dunkle Flecken auf ihrer Haut. Falls die Schwangerschaft in den Sommer fällt, musst du darauf bestehen, dass sie eine Sonnencreme mit hohem Lichtschutzfaktor benutzt, damit sich im Gesicht keine Pigmentflecken bilden. Vor allem ein Pigment-Schnurrbart ist für eine Frau nicht sonderlich attraktiv.

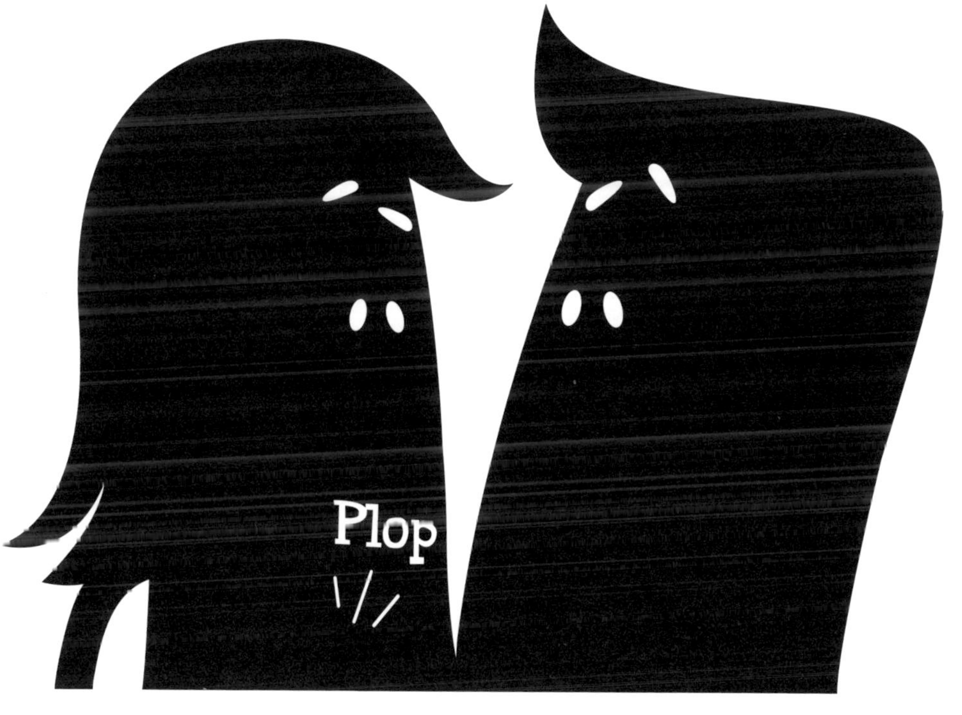

Wahre Größe

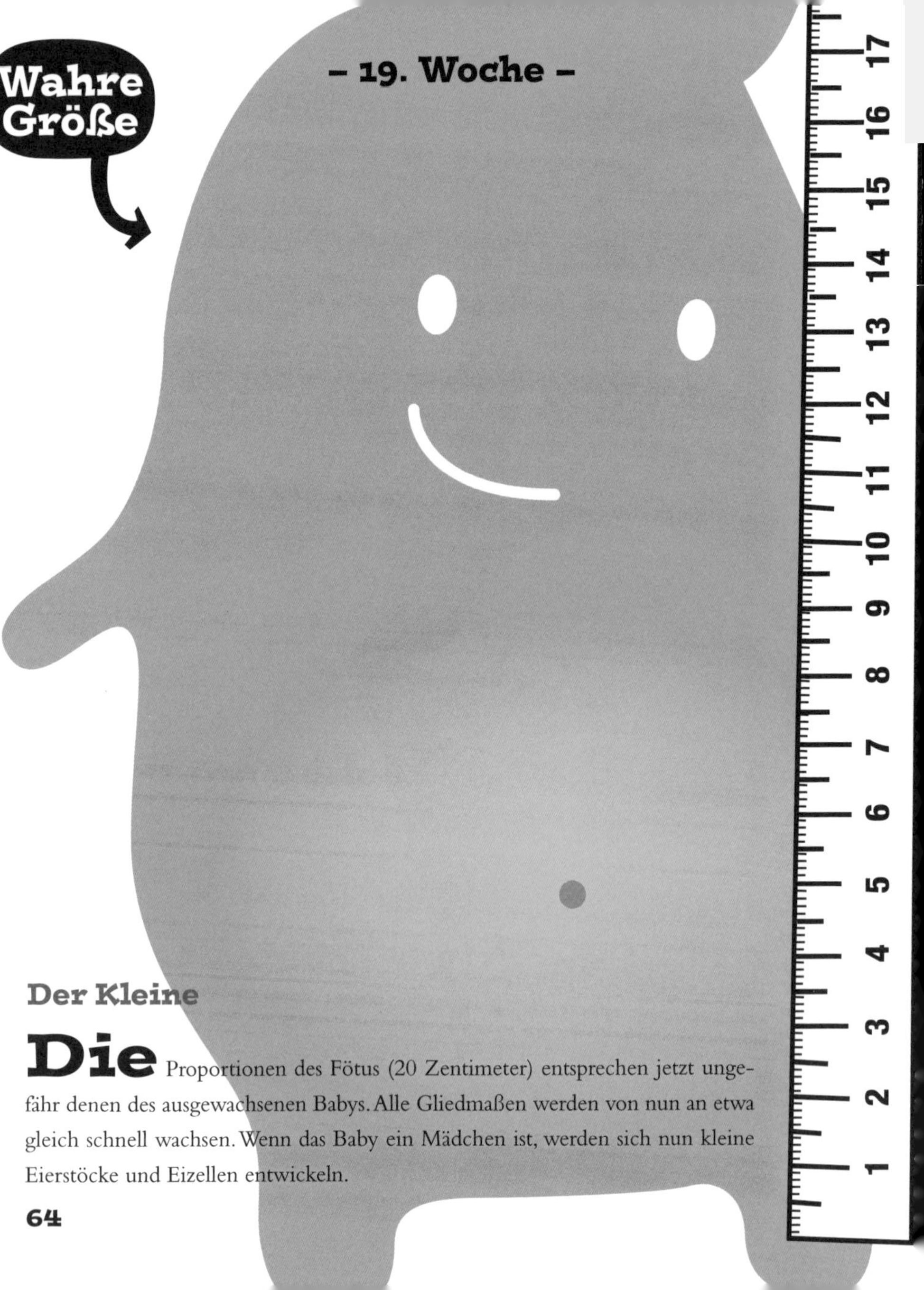

Der Kleine

Die Proportionen des Fötus (20 Zentimeter) entsprechen jetzt ungefähr denen des ausgewachsenen Babys. Alle Gliedmaßen werden von nun an etwa gleich schnell wachsen. Wenn das Baby ein Mädchen ist, werden sich nun kleine Eierstöcke und Eizellen entwickeln.

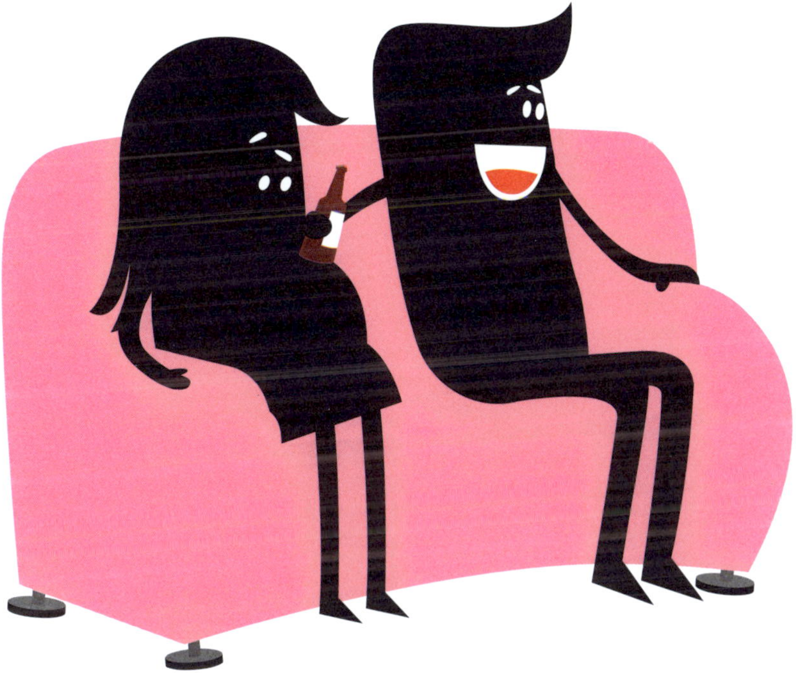

Die Große

Deine Partnerin kann Bauchschmerzen bekommen, weil sich die Gebärmutter mitsamt der umliegenden Muskeln so stark ausdehnt. Nicht sehr angenehm, aber völlig normal. Halte dich mit besserwisserischen Erklärungen aber tunlichst zurück, du könntest damit tierisch nerven.

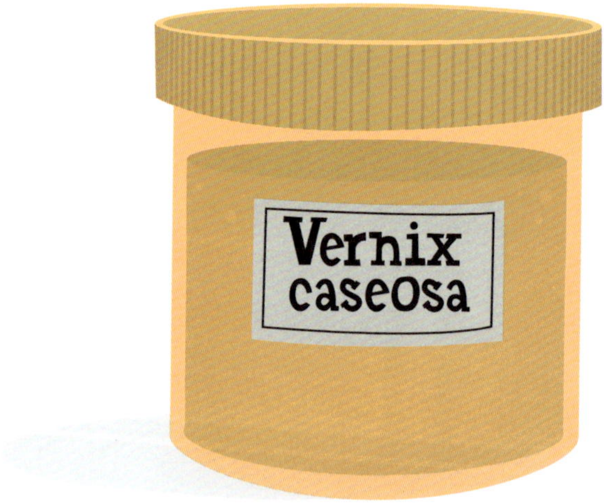

Der Kleine

Das Baby ist inzwischen 22 Zentimeter groß. Für die Babyhaut kommt nun ein wichtiger Moment, denn sie besteht jetzt aus zwei Lagen: der oberen Hautschicht (Epidermis) und der unteren Hautschicht (Dermis). Das Baby sieht aus, als hätte es jemand mit einer dicken Fettsalbe eingecremt. Die heißt Käseschmiere (Vernix caseasa) und schützt die Haut. Falls das Baby ein Mädchen wird, hat es nun eine Vagina und eine Gebärmutter.

– 20. Woche –

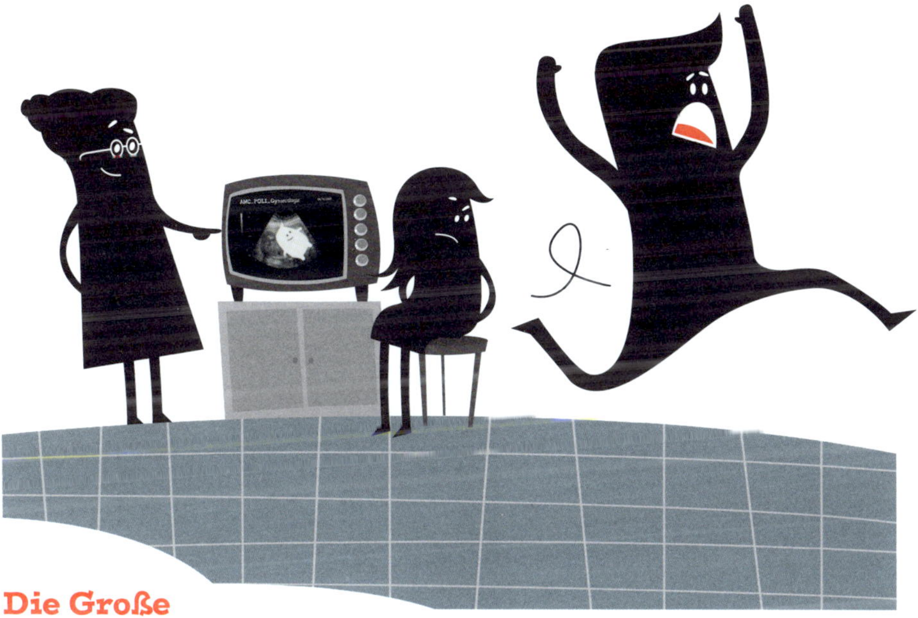

Die Große

Wahrscheinlich wird in dieser Woche wieder eine Ultraschall-Untersuchung gemacht. Wenn's irgendwie geht, versuche dabei zu sein, denn da wird schon eine Menge geboten: Du kannst sehen, wie das Baby Purzelbäume schlägt. Für viele Männer ist das der Augenblick, in dem ihnen klar wird, was wirklich abgeht. Da sitzt tatsächlich ein kleiner Mensch im Bauch der Freundin. Außerdem ist es immer gut, wenn zwei zuhören. Man kann ja doch nie ganz ausschließen, dass irgendetwas nicht in Ordnung ist oder bestimmte Dinge unklar sind. Was der eine nicht mitbekommt, hört dann der andere.

Junge oder Mädchen?

In der 18. Woche lässt sich auf dem Ultraschallbild erkennen, ob ihr einen Jungen oder ein Mädchen bekommt. Doch das Geschlecht steht bereits seit der Befruchtung fest. Du als Mann bist dafür verantwortlich.

Ob ein Junge oder ein Mädchen im Bauch heranwächst, liegt an deiner Samenzelle. Die Eizelle enthält immer ein X-Chromosom. In der Samenzelle hingegen gibt es ein X- oder ein Y-Chromosom, sodass die befruchtete Eizelle entweder zwei X-Chromosomen oder ein X- und ein Y-Chromosom besitzt. Im ersten Fall wird sich die befruchtete Eizelle zu einem Mädchen entwickeln und im zweiten zu einem Jungen. In den ersten sieben Wochen nach der Befruchtung merkt man hiervon aber noch nichts. Erst danach entstehen unter dem Einfluss eines XY-Chromosoms in einem männlichen Fötus die Hoden. Sie produzieren Testosteron. Das sorgt dafür, dass „die Hoden aus dem Körper sacken" und ein kleiner Penis wächst.

Hormonelle Schwankungen

Das Hormon Testosteron ist für die wesentlichen Unterschiede zwischen Jungen und Mädchen verantwortlich. Dessen Spiegel im Körper einer Schwangeren wird allerdings nicht nur durch das Testosteron bestimmt, das ein männliches Baby produziert. Auch Stress der Mutter oder Rauchen können hierauf wesentlichen Einfluss nehmen. Der eine Fötus ist mehr Testosteron ausgesetzt als der andere. So ist zu erklären, dass es jungenhafte Mädchen und Mädchen-Mädchen gibt. Je mehr Testosteron in der Gebärmutter ist, desto jungenhafter wird ein Mädchen. Durch kleine oder größere hormonelle Schwankungen während der Schwangerschaft gibt es fast kein Mädchen, das nicht auch jungenhafte Züge hat, und keinen Jungen, der nicht auch Züge von einem Mädchen in sich trägt.

Jungen- und Mädchengehirne

Bei einem Neugeborenen scheint der Unterschied zwischen Jungen und Mädchen nur darin zu bestehen, dass das eine Baby Hoden und einen Penis hat und das andere nicht. Aber auch das Gehirn entwickelt sich vom Zeitpunkt der Befruchtung an unterschiedlich. Jungengehirne sind geräumiger aufgebaut als die von Mädchen. Sie sind größer und schwerer, aber weniger kompakt. Auch die Verbindung zwischen den beiden Gehirnhälften entwickelt sich unter dem Einfluss von Testosteron etwas anders. Dieser Unterschied wird schon direkt nach der Geburt sichtbar Jungenbabys haben ein größeres Interesse an Gegenständen (wie etwa an dem Mobile über der Wiege) und Mädchenbabys schauen mehr auf die Gesichter.

Testosteronbad

Wahrscheinlich weißt du nicht so recht, wie du mit den weiblichen Emotionen rund um Schwangerschaft und Geburt umgehen sollst. Dafür musst du dich nicht schämen. Du kannst schließlich nichts dafür, dass du als Fötus monatelang in einem Testosteronbad gelegen hast. Aber es ist gut möglich, dass du in den kommenden Wochen auch einige bisher unbekannte weibliche Seiten an dir entdecken wirst. Denn der Testosteronspiegel im Gebärmutterbad war nicht immer gleich. Daher schlummern auch in deinem Gehirn weibliche Anteile.

Weitere Information: „Sex and Cognition" von Doreen Kimura; „Brain Gender" von Melissa Hines oder „The Female Brain" von Louann Brizendine.

– 21. Woche –

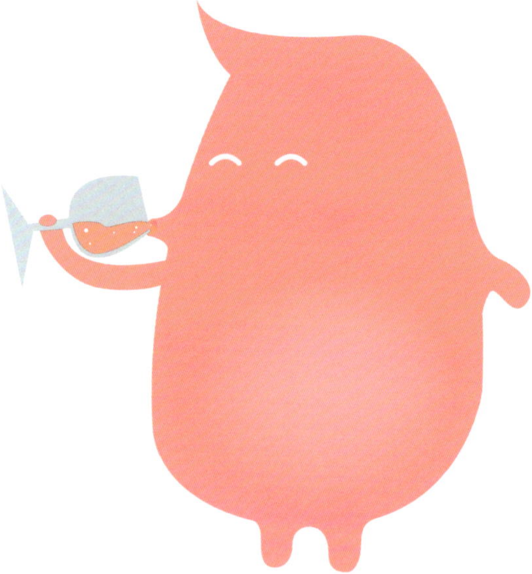

Der Kleine

Das Baby (26 Zentimeter und 360 Gramm) fängt nun an, sein Fruchtwasser zu trinken, das in seinem Darm zu „Fötus-Stuhl" (Mekonium) umgewandelt wird. Dieser wird nach der Geburt ausgeschieden. Du hast anscheinend keine Ahnung, was dich erwartet. Aber dazu später.

– 21. Woche –

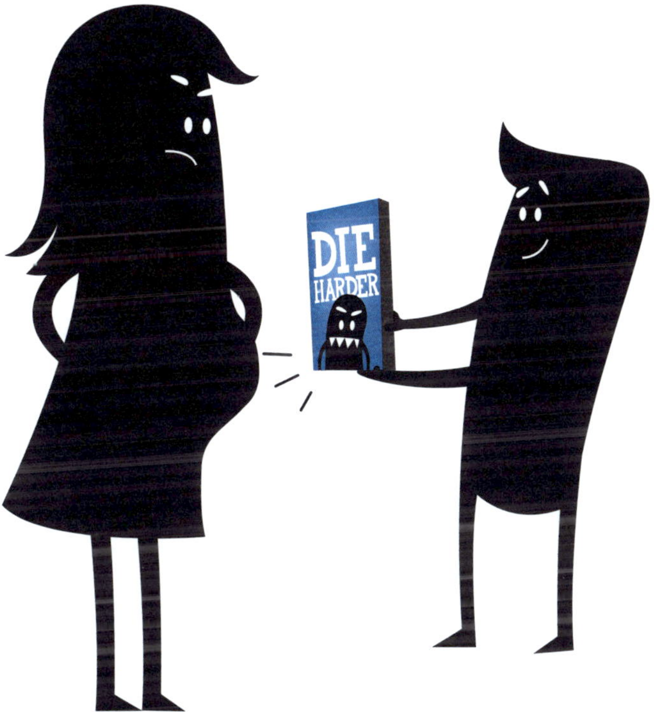

Die Große

Eine DVD für den gemütlichen Abend zu zweit ist immer eine gute Idee. Aber achte beim Kauf unbedingt auf die Altersangabe. Wähle nichts aus, wo Spinnen krabbeln oder Fäuste fliegen. Am besten entscheidest du dich für FSK 0. Doch was für die Kleinsten geeignet ist, kann bei deiner Freundin immer noch Heulkrämpfe auslösen. Lass alle blöden Bemerkungen stecken, sie kann nichts für ihr dünnes Nervenkostüm. Die verflixten Hormone haben die Kontrolle über ihren Körper übernommen. Nimm's mit Humor, dann kannst du wenigstens noch lachen (aber nur gaaanz leise!).

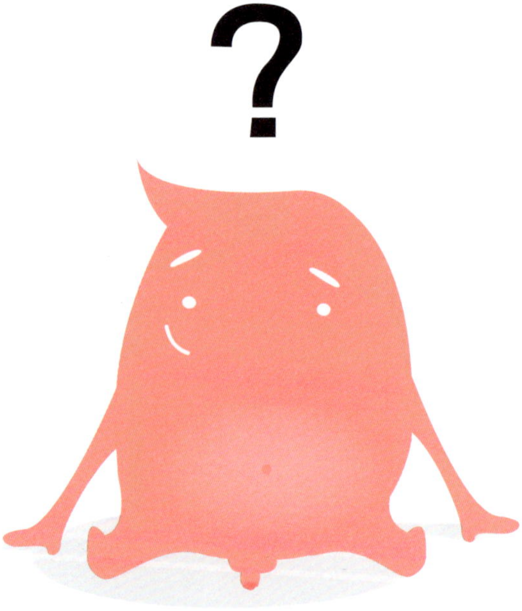

Der Kleine

Der Fötus gleicht jetzt schon der Mini-Ausgabe eines echten Babys mit kleinen rosafarbenen Lippen, Augenbrauen und Wimpern. Er ist aber nur 27–28 Zentimeter groß. Die Knochen verhärten sich allmählich. Falls ihr einen Jungen erwartet, dann werden die Hoden langsam nach unten sacken.

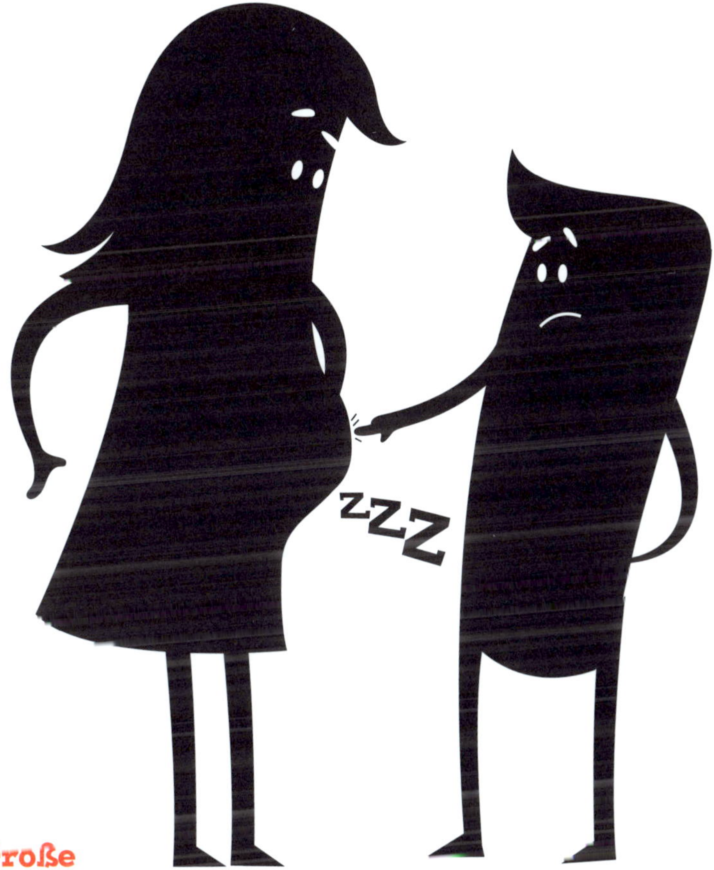

Die Große

Die Tritte des Babys sind immer deutlicher zu spüren. Keine Frage, dem kleinen Racker ist seine Umgebung ziemlich egal. Er strampelt kräftig, wenn ihr gerade einschlafen wollt, und er liegt still, wenn ihr gern ein Lebenszeichen von ihm vernehmen würdet. Ein Baby hat seinen eigenen Kopf. Daran kannst du dich schon mal gewöhnen.

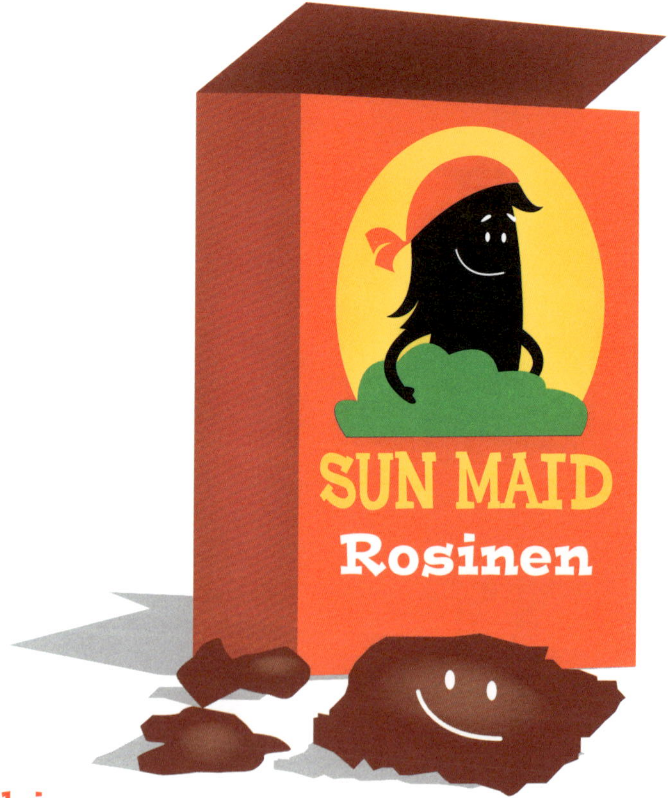

Der Kleine

Das Baby ist nun 29 Zentimeter groß, es macht Atemübungen und greift mit seinen kleinen Fäusten nach der Nabelschnur. Seine Haut ist rot – und runzelig, beinahe wie die Oberfläche einer Rosine. Der Fötus wird den zu großen Anzug schon noch ausfüllen, wenn er in den nächsten Wochen Fett ansetzt.

– 23. Woche –

Die Große

Vielleicht macht deine Partnerin sich insgeheim Sorgen, ob das Baby auch ausreichend wächst. Doch darüber braucht sich eigentlich niemand Gedanken zu machen. Sollte deine Freundin tatsächlich zu wenige Nährstoffe bekommt, fackelt das Baby nicht lange und holt sich einfach alles, was es braucht, aus dem Körper der Mutter. Gibt es zu wenig Kalzium, holt es sich das Baby einfach aus ihren Knochen. Deshalb musst du darauf achten, dass deine Freundin ab und zu Milch trinkt. Du kannst ihr auch ein Butterbrot mit Käse machen. Beim Einkaufen packst du besonders viele Milchprodukte wie etwa Joghurt in den Wagen und alles mit Kalzium oder Vitamin D.

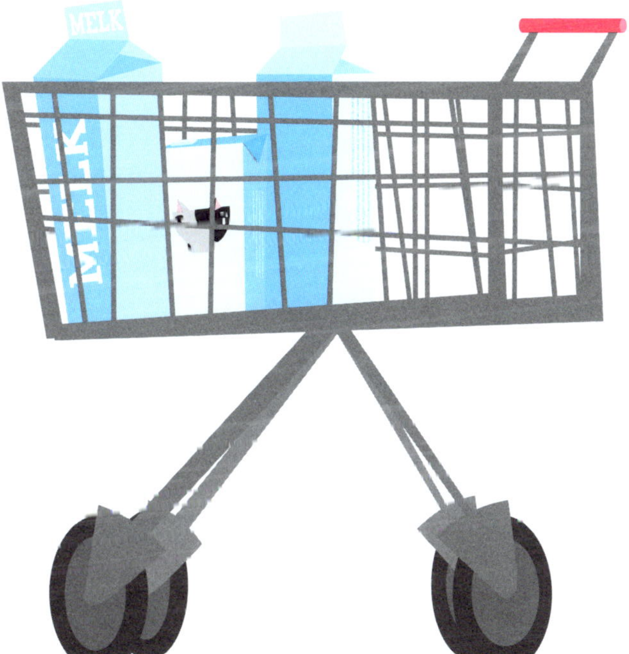

Der Kleine

Das Baby ist jetzt 30 Zentimeter groß und wiegt 600 Gramm. Langsam entwickelt sich sein Gleichgewichtsorgan. Es bekommt ein Gefühl für die Balance und erfährt seine Umgebung vollkommen neu.

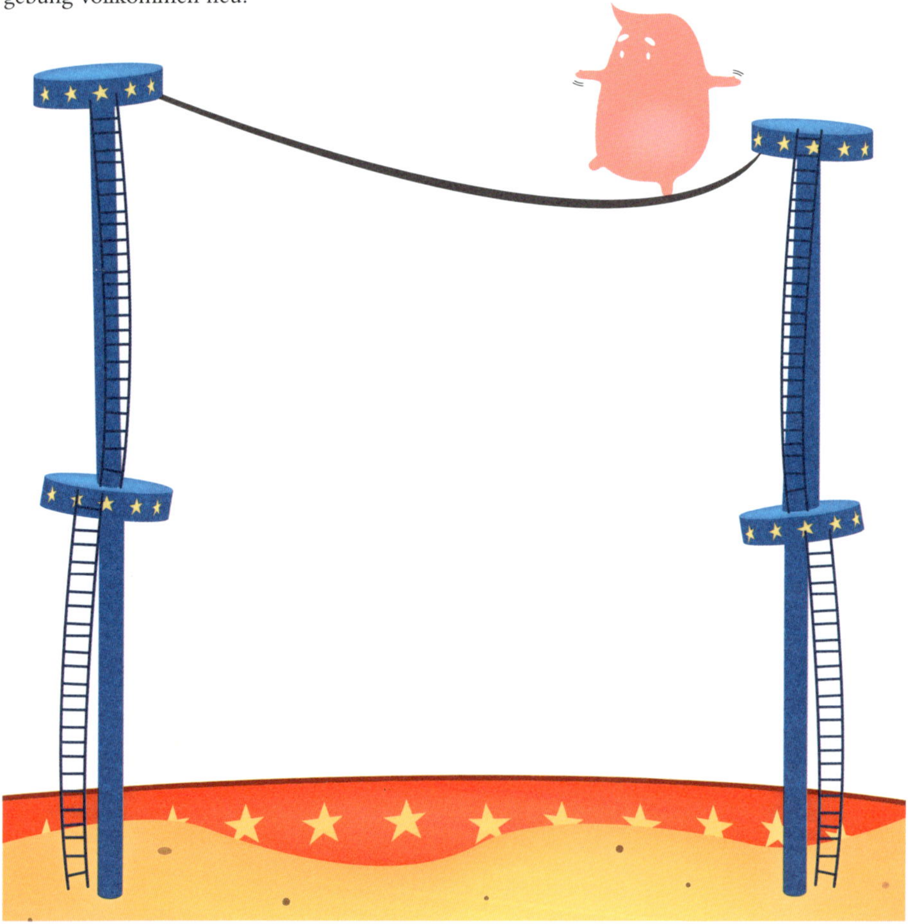

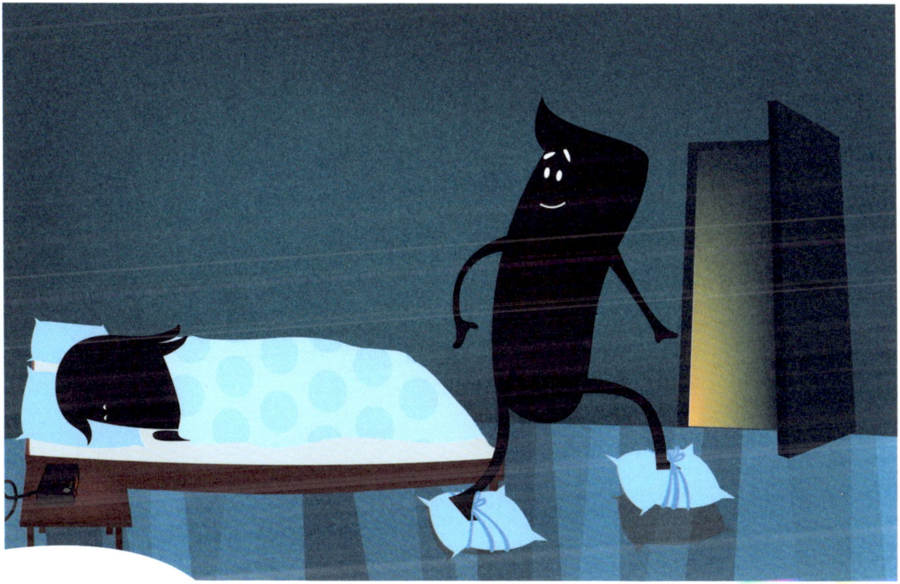

Die Große

Dies ist ein guter Zeitpunkt, sich einmal dem Thema Nachtruhe zu widmen. Menschen, die sich viele Sorgen machen, schlafen schlecht. Und Menschen, die schlecht schlafen, machen sich viele Sorgen. Das ist das alte Problem von Huhn und Ei, bei dem die meisten Leute auf das Huhn schauen, obwohl man auch das Ei im Blick haben sollte. Achte darauf, dass du gut schläfst. Was noch wichtiger ist: Sorge dafür, dass auch sie gut schläft. Serviere ihr heimlich koffeinfreien Kaffee, wenn sie abends nach dem Essen gern eine Tasse Kaffee trinkt. Stell abends den Fernseher früher aus. Räum das Schlafzimmer auf und putz es regelmäßig. Stell ihr eine Vase mit frischen Blumen hin. Als einziges Sinnesorgan arbeitet die Nase auch nachts auf vollen Touren. Es stimmt, dass man besser träumt, wenn es im Raum gut riecht. Und angenehme Träume sind für Schwangere Gold wert. Denk nur an die Albträume, die dich überfallen würden, wenn du einen lebenden Parasiten im Bauch hättest …

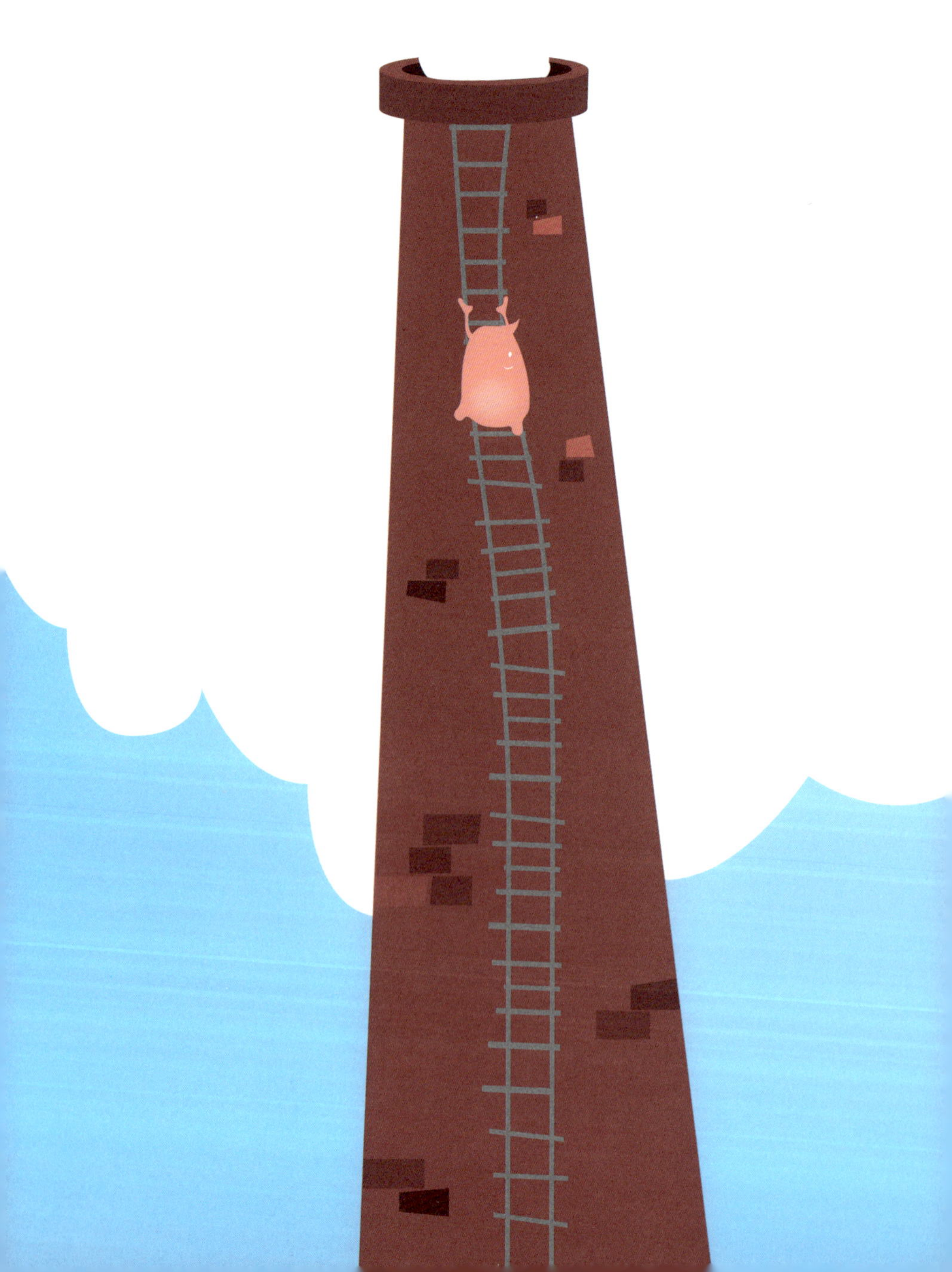

Die Entwicklung des Gehirns

Nicht nur erbliche Faktoren spielen für die Entwicklung des Gehirns eine Rolle, es kommt auch sehr auf die Umwelt an. Damit das Gehirn des Babys gut wachsen kann, solltest du deiner Freundin gutes Essen servieren und sie glücklich machen.

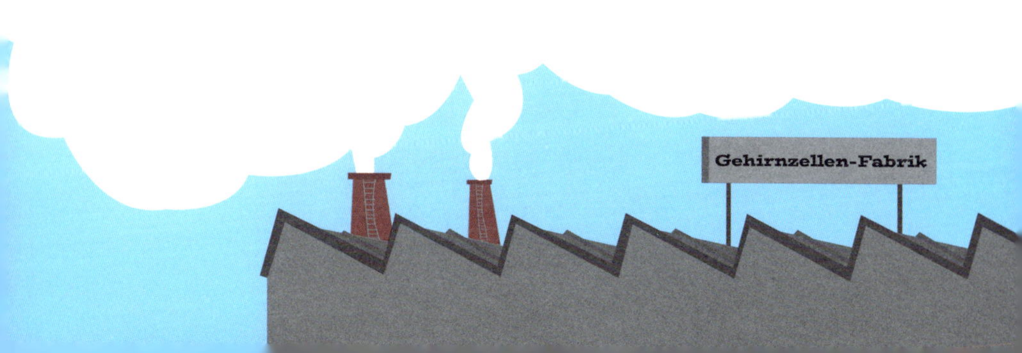

Eigentlich ist es schwer zu verstehen, wie ein Gehirn sich derart entwickeln kann, dass es sich später einmal selbst fragt, wie es entstanden ist. Nichtsdestotrotz können unsere Gehirne sich ein ganz ordentliches Bild davon machen. Beim Embryo im Anfangsstadium bilden sich gut drei Wochen nach der Befruchtung drei Schichten aus drei verschiedenen Zellarten: Ektoderm, Endoderm und Mesoderm. Die Nerven- und Gehirnzellen entstehen aus dem Ektoderm, das auch für die Herausbildung von Haut, Haaren und Nägeln verantwortlich ist. Zuerst bildet sich im Ektoderm eine Zellschicht, die Neuralplatte. In deren Mitte formt sich eine Furche, die Ränder wölben sich auf und die Neuralplatte bildet sich zum Neuralrohr weiter. Aus diesem Neuralrohr, das wie eine Sushi-Rolle im Embryo liegt, entsteht das Nervensystem mitsamt dem Gehirn.

Folsäure

Die beiden Enden dieses Rohrs schließen sich. Falls jedoch die Unterseite nicht zusammenwächst, kann das zu einer Spina bifida (offener Rücken) führen. Oder das Baby entwickelt eine Anenzephalie (offener Schädel bei erheblicher Unterentwicklung des Gehirns), sollte sich die Oberseite nicht schließen. Anscheinend spielen hierfür genetische Faktoren, aber auch Umwelteinflüsse eine Rolle. Die Einnahme von Folsäure verringert die Wahrscheinlichkeit, dass beim Zusammenwachsen Probleme auftreten. Am Neuralrohr bilden sich drei Bläschen, aus denen zwei Gehirnhälften und das Stammhirn entstehen. Das erste und dritte Bläschen teilen sich erneut, und so wachsen fünf Bläschen, die Vorformen des späteren Gehirns (die beiden Großhirnhälften, das Zwischenhirn, das Mittelhirn, der Gehirnbalken, Kleinhirn und Metulla oblongata [verlängertes Rückenmark]).

Gehirnzellenfabrik

Das Innere des Neuralrohrs entpuppt sich als Gehirnzellenfabrik. Durch Zellteilung entstehen pro Sekunde etwa 50.000 neue Nervenzellen. Die Nervenzellen teilen sich erneut, und so entsteht eine Schicht aus sich teilenden Nervenzellen rund um die Nervenhöhle im Inneren des Rohrs. An den Gehirnbläschen wächst eine Art Stützgewebe aus Nervenzellen, an dem andere Nervenzellen nach oben zur Großhirnrinde klettern. Die Nervenzellen, die zuerst dort ankommen, bilden die innere Schicht, die Nervenzellen, die zum Schluss ankommen – etwa in der 26. Woche der Schwangerschaft – die äußere.

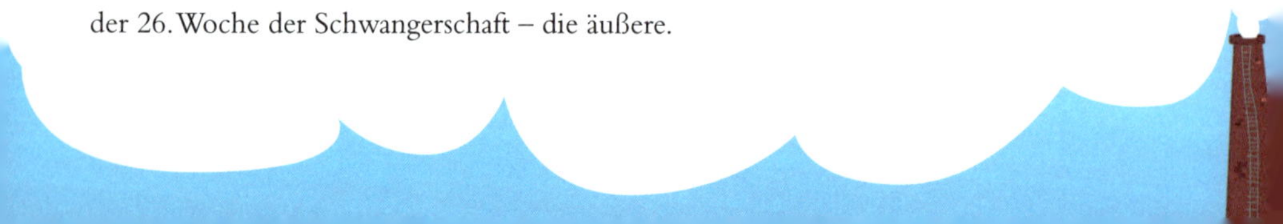

Die Großhirnrinde besteht aus insgesamt sechs Lappen. Falls die Entwicklung nicht glatt verläuft, etwa weil Nervenzellen nicht ausreichend am Stützgewebe hochklettern, spricht man von einer Migrationsstörung. Sie kann sich in kognitiven und emotionalen Störungen äußern oder auch in bestimmten Formen von Dyslexie. Während einige Migrationsstörungen erblich bedingt sind, werden andere durch Alkohol, Drogen und Medikamentenmissbrauch der Mutter in der Schwangerschaft ausgelöst.

Verästelungen

Sobald die Nervenzellen ihre Endposition erreicht haben, wachsen aus ihnen kleine Verästelungen, die länger und länger werden und sich mit verschiedenen anderen Nervenzellen verbinden. Die Kontaktstellen heißen Synapsen und sind mit elektrischen Drähten vergleichbar, die die verschiedenen Zellen miteinander verbinden. Die Synapsenbildung beginnt schon zwischen dem 4. und 6. Monat und setzt sich das gesamte Leben über fort. Von den faserartigen Nervenfortsätzen gibt es zwei Arten: die Dendriten, die Informationen aus anderen Zellen übertragen, und die Axonen, die Informationen von der Nervenzelle wegleiten. Wie sich diese Fasern verzweigen, hängt nicht nur von erblichen Faktoren ab. Auch hier spielt der Einfluss der Umgebung eine Rolle, genau wie Gesundheit, Ernährung und die geistige Verfassung der Mutter *(siehe auch „Stress in der Schwangerschaft“ auf Seite 92)*. Wenn sich also das Gehirn des Babys optimal entwickeln soll, dann sorge gut für deine Freundin.

Myelin

Entlang dieser Verästelungen bildet sich schließlich Myelin, eine fettreiche Membran, die dafür sorgt, dass die elektrischen Signale, die die Gehirnzellen aussenden, schneller transportiert werden. Das Myelin entsteht kurz nach der Geburt an den Nervenzellen, die für den Tastsinn und das Geruchsvermögen verantwortlich sind und kognitive Funktionen steuern. Ganz zum Schluss werden die Gehirnhälften des präfrontalen Cortex (Planen und Überschauen der Konsequenzen) mit Myelin überzogen, ein Prozess, der sich bis ins Erwachsenenalter fortsetzt. Bei vielen Männern könnte man meinen, dass dieser Prozess nur schleppend vorankommt. Doch jetzt, wo du Vater wirst, musst du wohl oder übel viel planen und Konsequenzen überschauen, das bringt den präfrontalen Cortex in Schwung.

Das 3. TRIMESTER!

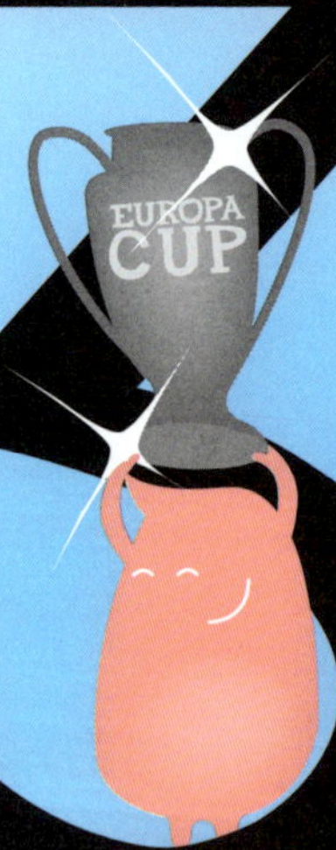

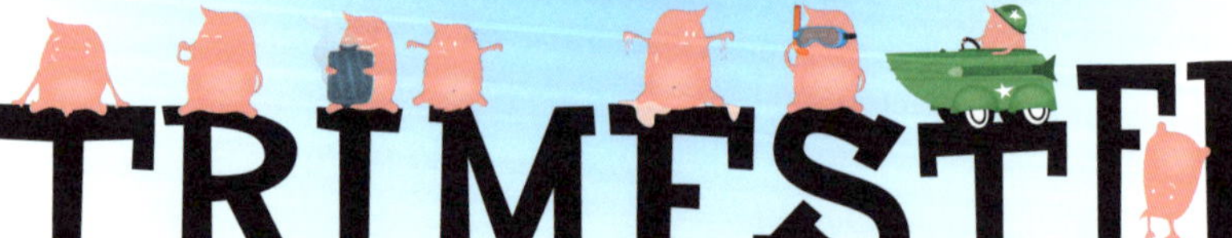

Es ist so weit. Die Entwicklung des Babys ist abgeschlossen. Es kann euch nun hören, sehen und fühlen. Und ihr könnt es hören, sehen und fühlen. Langsam, aber sicher solltest du dich auf den Countdown vorbereiten.

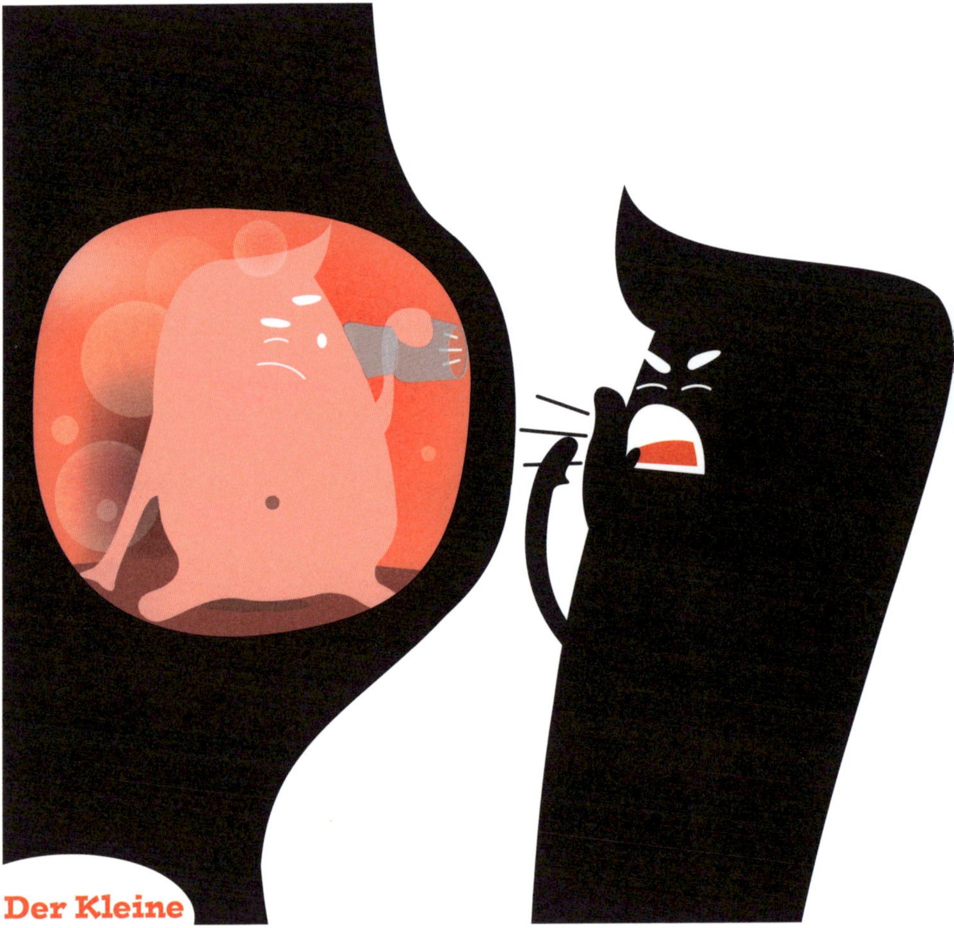

Der Kleine

Er ist nun 34 Zentimeter groß, so groß wie eine altmodische Langspielplatte. Das Baby hat Gedanken und Erinnerungen. Es kann die Stimme seiner Mutter, aber auch deine erkennen. Wahrscheinlich denkt es: „He, die dunkle Macho-Stimme habe ich doch schon mal gehört.“

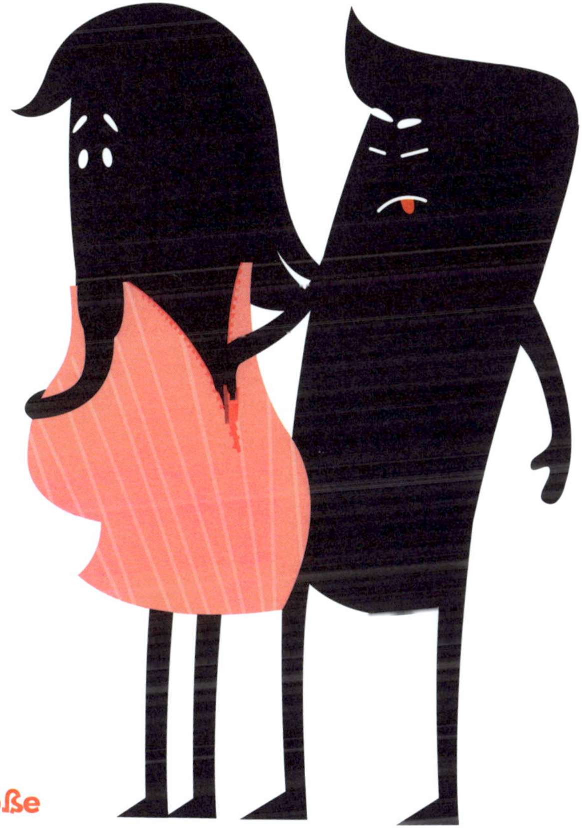

Die Große

Viele Frauen leiden unter ihrem zusätzlichen Gewicht. Häufig kreisen ihre Gedanken um die Form ihres Bauches und die Zukunft ihrer Figur. Bekomme ich einen schönen Schwangeren-Bauch oder sehe ich aus wie ein Nilpferd? Du musst Verständnis dafür haben, dass deine Partnerin auch in der Schwangerschaft gut aussehen möchte. Alle Witze sind tabu, in denen Nashörner, Seekühe oder Buckelwale vorkommen. Auch dann, wenn sie selber solche Schoten reißt.

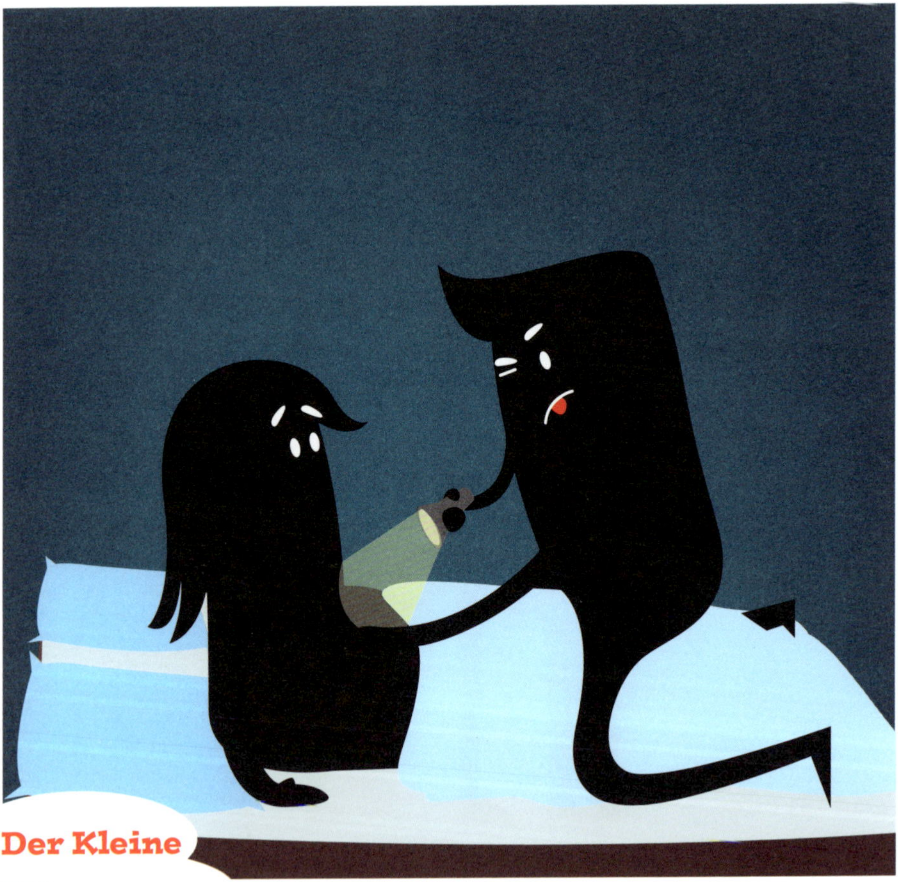

Der Kleine

Das Baby ist inzwischen 36 Zentimeter groß. Der Herzschlag ist auf 140 Schläge in der Minute gesunken. Das Baby kann nun selbstständig seine Augen öffnen und schließen, aber es kann nur hell und dunkel unterscheiden. Immerhin kannst du mit einer Taschenlampe auf den Bauch der Schwangeren leuchten und eine Botschaft morsen. Okay, du kannst es auch lassen.

– 26. Woche –

Die Große

Du kannst dich insgeheim (aber auf keinen Fall laut) fragen, was Nilpferde und Wale so mögen. Das Ergebnis lässt sich gut auf deine Freundin übertragen. Beispielsweise im Wasser zu liegen. Da ist man schwerelos. Wenn ihr also zu Hause eine Badewanne habt, lass sie mit heißem Wasser volllaufen und löse eine sprudelnde Kräuter-Badetablette darin auf. Häufig haben Schwangere – weil sich ihre Körperform verändert – auch Probleme mit dem Rücken. Auch da bringt ein heißes Bad Entspannung.

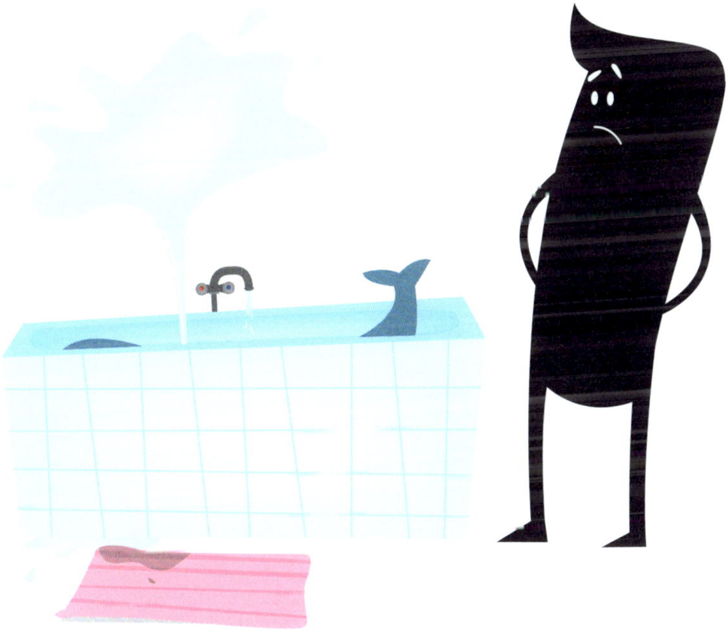

Der Kleine

Das Baby (37 Zentimeter, 875 Gramm) kann nun mit Hilfe von Antikörpern, die durch die Nabelschnur zugeführt werden, ein eigenes Immunsystem aufbauen. Und obwohl es noch etwas Zeit hat, bringt sich das Baby für die Geburt schon mal in eine gute Startposition.

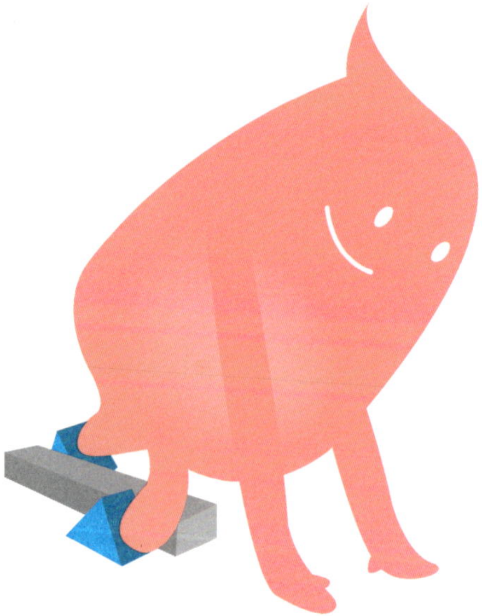

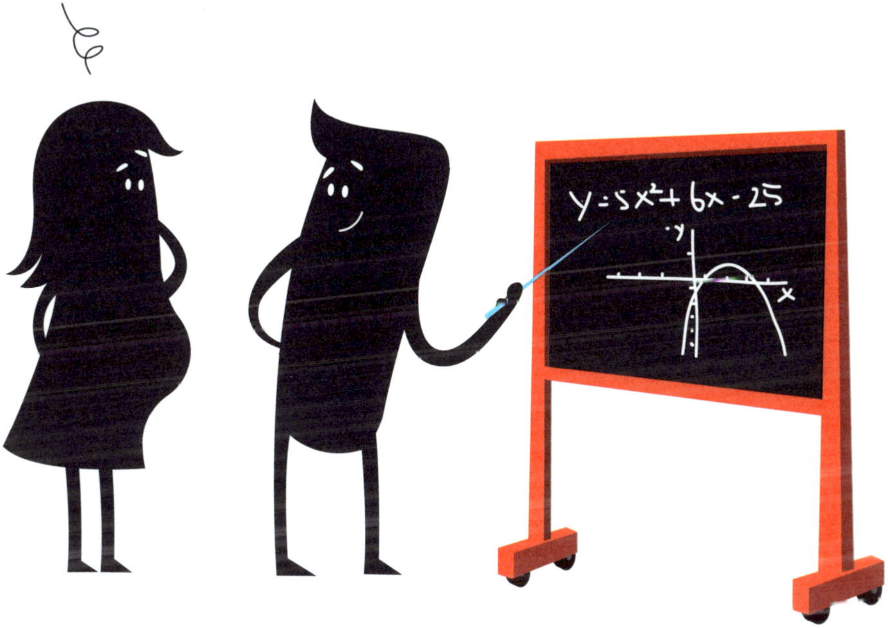

Die Große

Vielleicht hast du es selbst schon festgestellt: Schwangere werden durch die Schwangerschaft nicht unbedingt klüger. Sie vergessen alles, reden verworrenes Zeug, und schwierige Informationen nehmen sie überhaupt nicht mehr auf. Das liegt unter anderem daran, dass sie oftmals nicht mehr gut schlafen. Außerdem geht das Wachstum des Baby-Gehirns auf Kosten des Gehirns der Mutter. Da das Baby viel Fettsäure benötigt, sinkt der Fettstoffgehalt im Blut der Schwangeren. So gelangt weniger Sauerstoff ins Gehirn der Mutter. Das Gehirn von Schwangeren schrumpft um etwa acht Prozent. Gewöhn dich schon mal dran. In den allermeisten Schwangerschaftsbüchern für Frauen ist zu lesen, dass das Gehirn sich nach der Geburt wieder erholt, doch das steht dort wahrscheinlich nur, um Schwangere zu beruhigen.

– 28. Woche –

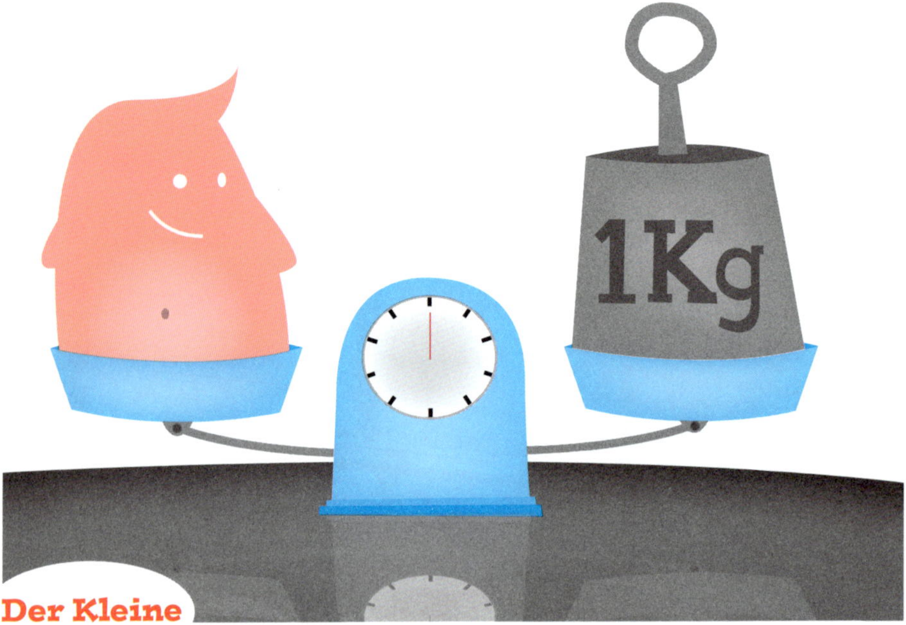

Der Kleine

Dies ist eine wichtige Woche. Wenn das Baby jetzt geboren würde, wäre es schon lebensfähig. Es ist nun 38 Zentimeter groß und wiegt etwa ein Kilo. In den nächsten Wochen wird sich das Gewicht noch verdrei- oder vervierfachen. Das Baby kann schon mit dem Kopf nicken und ihn schütteln. Demnächst wird deine Freundin über einen „harten Bauch" klagen. Das sind die Kontraktionen der Gebärmuttermuskeln, die sich auf die Wehen vorbereiten. Während dieser Wehenübungen fühlt sich der Bauch hart und fest an. Es ist nicht sehr schmerzhaft, sondern eher ein unangenehmes Gefühl. Das Baby stört das nicht. Es nimmt diese Kontraktionen wahrscheinlich als innige Umarmung wahr, so etwas tut nicht weh. Noch hat es ausreichend Platz, um sich zu bewegen.

– 28. Woche –

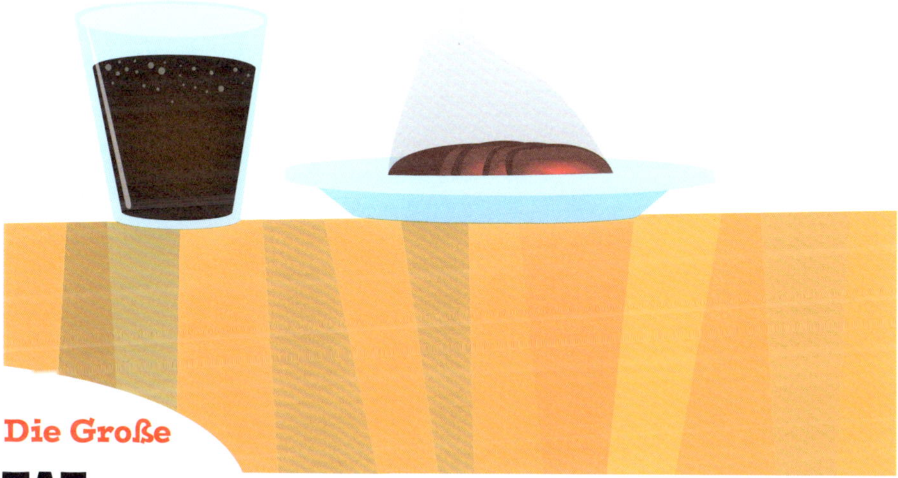

Die Große

Wenn du zu der Sorte Mann gehörst, die glaubt, dass der Stuhlgang schöner Mädchen aus Glasmurmeln besteht und dass sie weder rülpsen noch pupsen, dann hast du inzwischen bestimmt viel dazugelernt. Schwangere bekommen im Laufe der Schwangerschaft Probleme mit der Verdauung, um das einmal mit vornehmer Zurückhaltung auszudrücken. Durch die Schwangerschaftshormone werden Speiseröhre und Magen nicht mehr gut verschlossen. Magensäure sprudelt einfach nach oben. Ein gebratenes Stück Fleisch mit scharfer Sauce und Cola sind bestimmt nicht die beste Wahl für eine Schwangere. Vorzuziehen sind Milchprodukte, Haselnüsse, Haferflocken und Kartoffeln.

STRESS und Schwangerschaft

Ein bisschen Stress kann nicht schaden. Auch nicht, wenn man schwanger ist. Aber die Anspannung sollte sich schnell wieder lösen, sonst ist das nicht gut für die Schwangerschaft.

Bei Stress schüttet der Körper vermehrt Cortisol aus. Dieses Hormon hilft dem Menschen, in stressigen Situationen die Übersicht zu behalten. Doch für Schwangere ist es nicht wirklich hilfreich. Bei Dauerstress verursacht es eine schlechtere Durchblutung der Plazenta. So bekommt der Fötus weniger Nährstoffe und Sauerstoff und wächst langsamer. Untersuchungen haben ergeben, dass Kinder mit niedrigem Geburtsgewicht im Erwachsenenalter häufig unter Herz- und Gefäßkrankheiten sowie Diabetes leiden.

Cortisol gelangt auch über die Plazenta in die Blutbahn des Fötus und kann dessen Entwicklung beeinträchtigen. Bei Versuchen mit Rattenföten verlangsamte sich die Zellteilung im Hippocampus, wenn Cortisol von der Mutter über die Plazenta ins Blut des Fötus gelangte. Eine geringere Produktion von Gehirnzellen war die Folge.

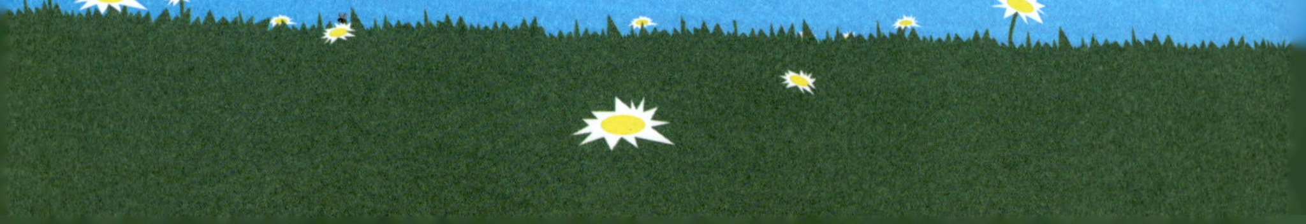

Niedrigerer IQ

Es gibt auch Hinweise, dass Kinder von gestressten Frauen einen niedrigeren IQ haben als Kinder, die im Bauch der Mutter viel Ruhe genossen. Außerdem konnten Wissenschaftler nachweisen, dass psychische Probleme oder ADHS beim Kind im Zusammenhang mit Stress während der Schwangerschaft stehen können; auch erhöht sich bei zu viel Cortisol die Wahrscheinlichkeit, ein Schreibaby oder ein Kind mit Schlafproblemen zu bekommen.

Wunder

Stress sollte also unter allen Umständen vermieden werden. Eine der größten Ursachen von Stress bei Schwangeren sind schwelende Beziehungsprobleme. Wenn es also eine Sache gibt, zu der du deinen Teil beitragen kannst, dann ist es eine entspannte Atmosphäre. In der Praxis bedeutet das, dass du gut aufpassen musst, wenn deine Partnerin etwas zu dir sagt. Und wenn du einmal kurz den Faden verloren hast, schaue ihr einfach in die Augen und nicke zustimmend (zur Not kannst du auch mal grummeln).

Möchtest du einer Schwangeren alles recht machen, dann wirkt ein gründlicher Hausputz Wunder. Auch beim Einrichten des Kinderzimmers kannst du dich nützlich machen. Wenn sie also sagt: „Das Kinderzimmer ist noch nicht fertig eingerichtet", dann flitz schnell zum Baumarkt und kauf ein paar Eimer mit bunter Farbe auf Wasserbasis. Und achte darauf, dass du möglichst viel Zeit zu Hause verbringst. Komm früh von der Arbeit nach Hause, lass dein Fußballtraining ruhig einmal ausfallen und fahr in diesem Jahr nicht mit deinen Freunden in den Skiurlaub. Besser, du hast Stress mit deinem Chef und deinem Trainer als mit deiner Freundin. So einfach ist das. Zieh deine Pantoffeln an, leg eine CD mit Vogelstimmen ein und zünde eine Duftkerze an. Japaner kennen im Zusammenhang mit der Schwangerschaft das Wort Taikyo, was so viel bezeichnet wie: glückliche Gedanken haben, Lieder singen, den Bauch streicheln und mit dem ungeborenen Baby sprechen. Und das ist gar nicht so doof, wie es vielleicht auf den ersten Blick scheint.

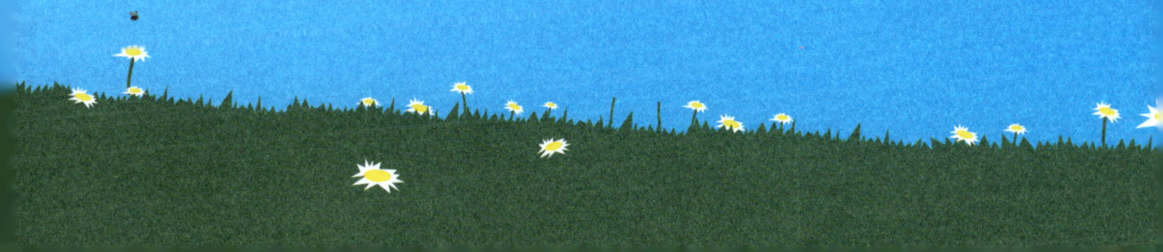

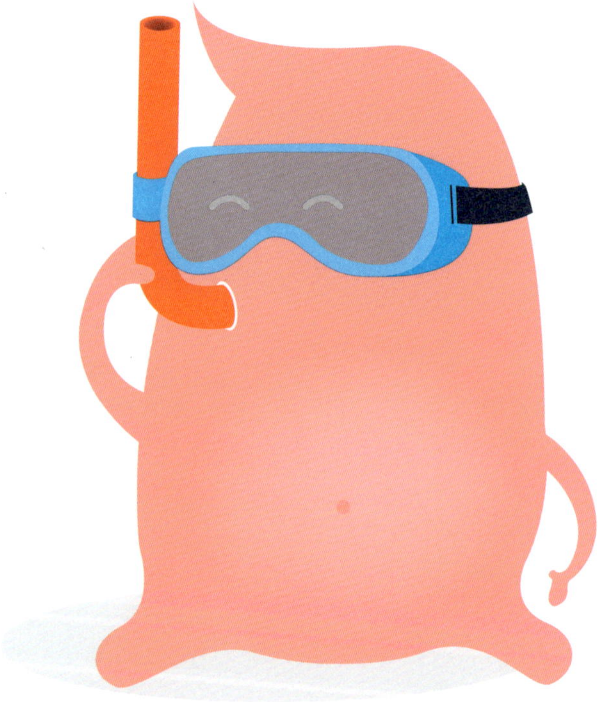

Der Kleine

Das Baby (40 Zentimeter, 1.150 Gramm) ist beinahe fertig. Die Organe haben sich gebildet und das Baby könnte nun außerhalb der Gebärmutter atmen. Eigentlich muss es nun nur noch wachsen.

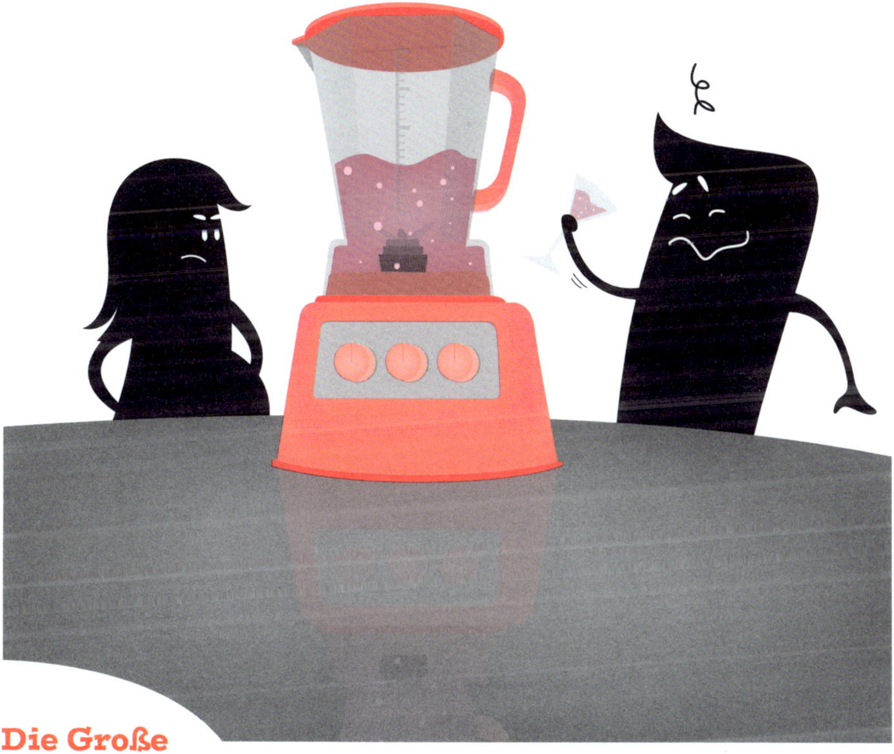

Die Große

Deine Freundin schwitzt viel, muss deshalb viel trinken und häufig aufs Klo. Es sollten immer genugend Getränke bereitstehen. Und vergiss nicht die entsprechenden Tassen, Gläser sowie Kännchen und Flaschen. Stell ihr statt einer Tasse lieber einen Becher hin und mach ihr einen frischen Smoothie. Dafür einfach etwas Orangensaft, Bananen und einen Schuss Joghurt in den Standmixer füllen und pürieren. Falls du keinen Standmixer hast, dann ist das nun eine gute Gelegenheit, um stolz einen mit nach Hause zu bringen.

– 30. Woche –

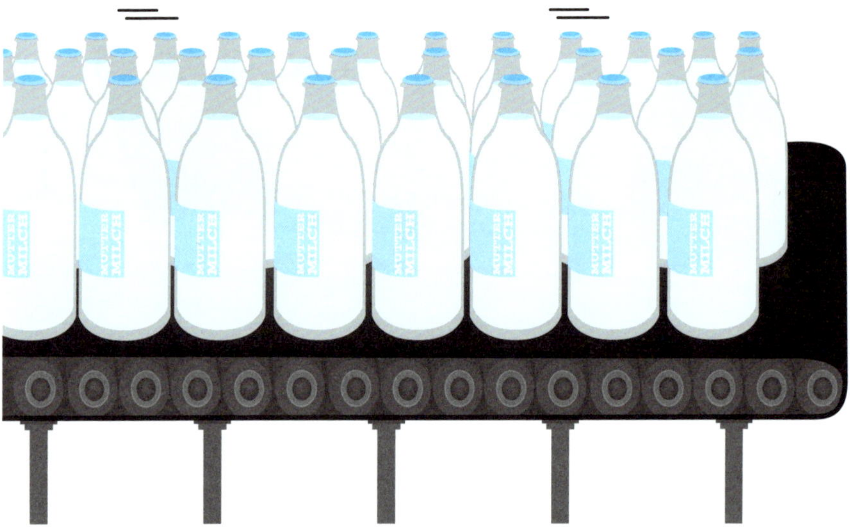

Der Kleine

Das Baby (40 Zentimeter, 1,3 Kilo) wächst nur noch langsam in die Länge, aber es nimmt rasant an Gewicht zu. Es fängt an, Hormone zu produzieren, die die Gebärmutter stimulieren.

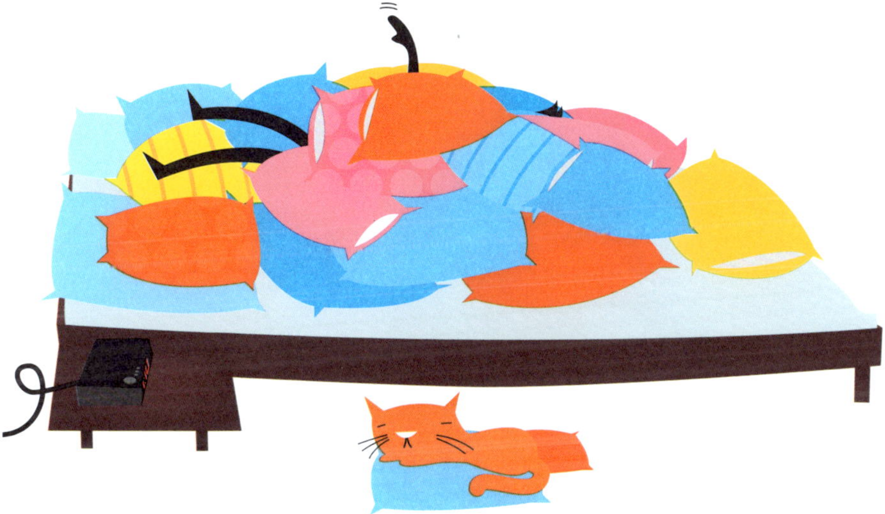

Die Große

Deiner Partnerin fällt es gegen Ende der Schwangerschaft immer schwerer, gut zu schlafen. Sie muss stets aufs Klo, und mit ihrem schweren Körper findet sie nur schwierig eine gute Schlafposition. Sie kann am besten auf der linken Seite liegen, sodass Leber und Nieren weiter gut arbeiten. Außerdem helfen ein paar Extra-Kissen im Rücken oder zwischen den Beinen. Ein längliches Stillkissen ist perfekt. Das kann auch später noch gute Dienste tun. Ein Kirschkernkissen ist ideal; es wird im Backofen oder in der Mikrowelle kurz erwärmt und speichert die Wärme. Diese Kissen sind in der letzten Schwangerschaftsphase, wenn die Wehen einsetzen, sehr praktisch. Aber dazu später noch mehr.

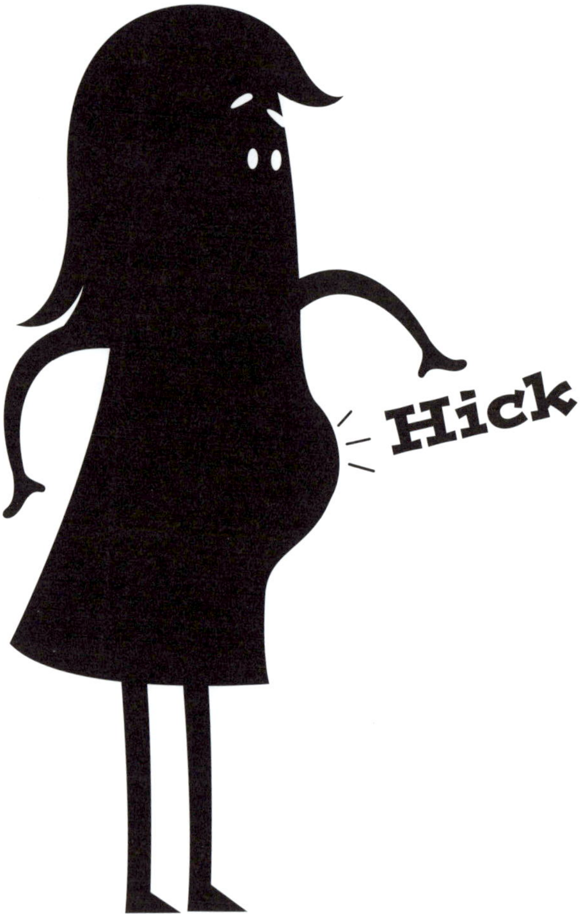

Der Kleine

Das Baby ist nun 41 Zentimeter groß und wiegt etwa 1,5 Kilo. Es hat einen schönen runden Bauch. Die Leber ist damit beschäftigt, rote Blutzellen zu produzieren. Einige Babys haben bereits einen dichten Haarflaum auf dem Kopf. In dieser Zeit merkt die Schwangere kleine Stöße des Babys, wenn es Schluckauf hat.

– 31. Woche –

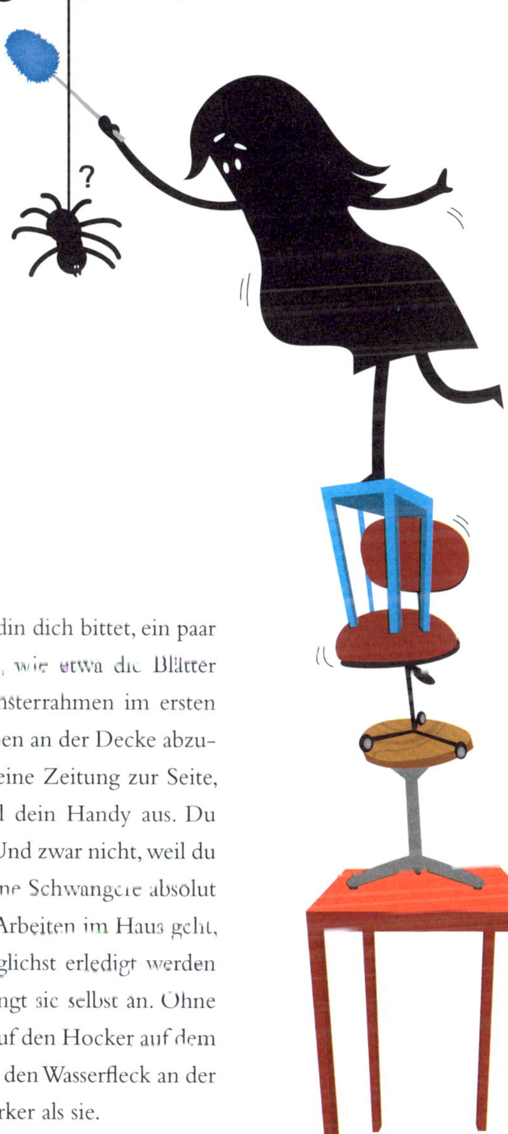

Die Große

Wenn deine Freundin dich bittet, ein paar unangenehme Arbeiten zu erledigen, wie etwa die Blätter aus der Dachrinne zu holen, die Fensterrahmen im ersten Stock zu streichen oder die Spinnweben an der Decke abzubürsten, dann sei auf der Hut. Leg deine Zeitung zur Seite, sag dein Fußballtraining ab und stell dein Handy aus. Du solltest aber schnell in Aktion treten. Und zwar nicht, weil du jetzt ihr Sklave wärst, sondern weil eine Schwangere absolut unzurechnungsfähig ist, wenn es um Arbeiten im Haus geht, die ihrer Meinung nach schnellstmöglichst erledigt werden müssen. Wenn du es nicht machst, fängt sie selbst an. Ohne mit der Wimper zu zucken steigt sie auf den Hocker auf dem Stuhl auf dem Tisch, um balancierend den Wasserfleck an der Decke zu streichen. Der Drang ist stärker als sie.

– 32. Woche –

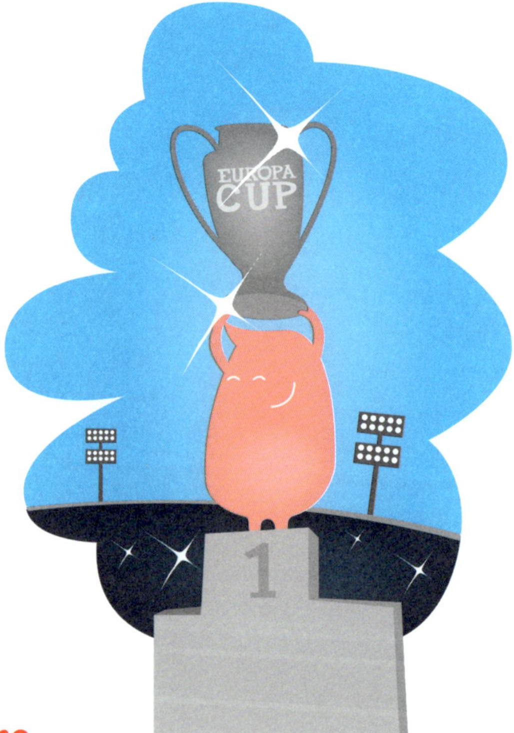

Der Kleine

Er ist inzwischen 42 Zentimeter lang und 1,7 Kilo schwer. Jetzt entwickeln sich vor allem die Lungen und der Verdauungstrakt. Das Baby verhält sich im Bauch quasi wie ein Neugeborenes außerhalb des Bauches. Es greift um sich, saugt am Daumen und zieht Grimassen. Und es beginnt zu träumen. Der REM-Schlaf wechselt sich ab mit dem Non-REM-Schlaf.

– 32. Woche –

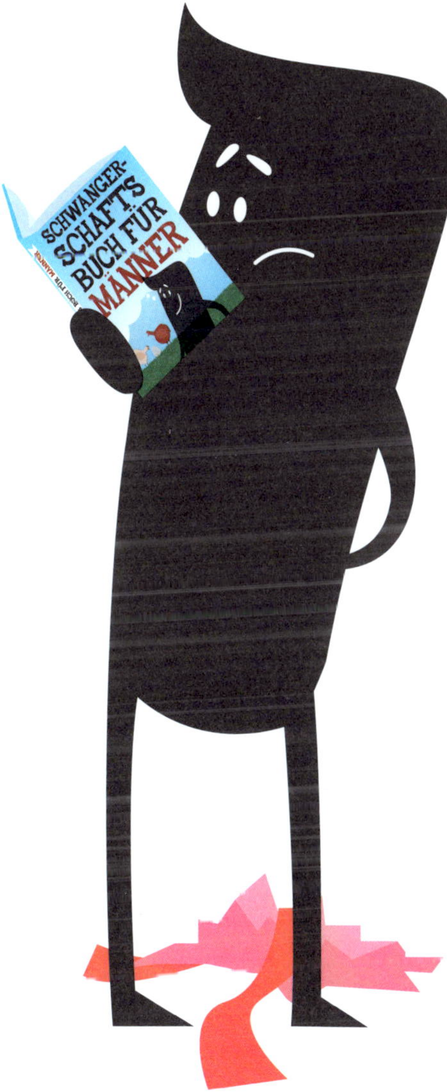

Die Große

Wie schon erwähnt, beeinflussen die Schwangerschaftshormone nicht nur den Körper, sondern auch den Geist. Falls du dich jemals gefragt hast, warum die netten kleinen Fachgeschäfte in der Stadt alle verschwinden und Platz machen für diese Dekoläden mit Duftkerzen, Küchenbrettchen, Kräutern und Holzspielzeug, dann hier die Antwort: Progesteron. Schwangere kaufen alles, aber am allerliebsten Dinge, die duften. Einige Läden sind wahre Eldorados für Schwangere. Helles Licht, Naturmaterialien und Babyspielzeug mit Öko-Label. Die Kauflust von Schwangeren hat aber auch positive Seiten. Die Tatsache, dass du dieses Buch in Händen hältst, ist eine davon. Seien wir ehrlich: Du hast das Buch ganz sicher nicht selbst gekauft.

– 33. Woche –

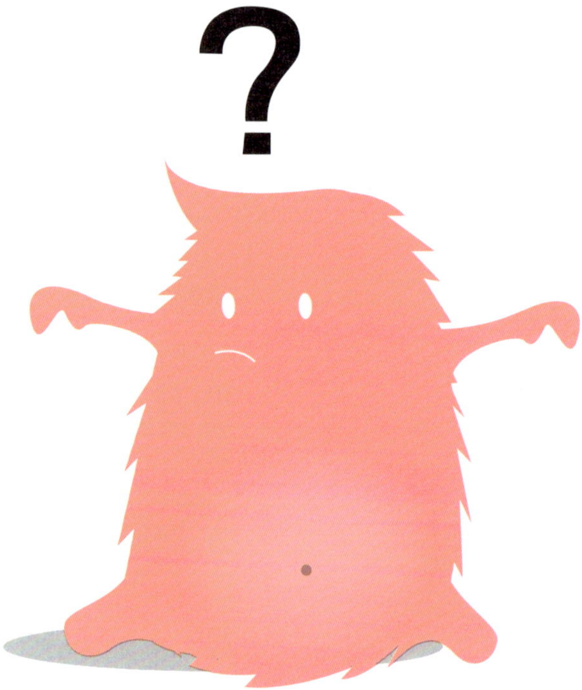

Der Kleine

Das Baby ist jetzt ungefähr 44 Zentimeter lang und 1,9 Kilo schwer. Der Pelz mit den feinen Haaren, der das Baby bedeckte, verschwindet.

– 33. Woche –

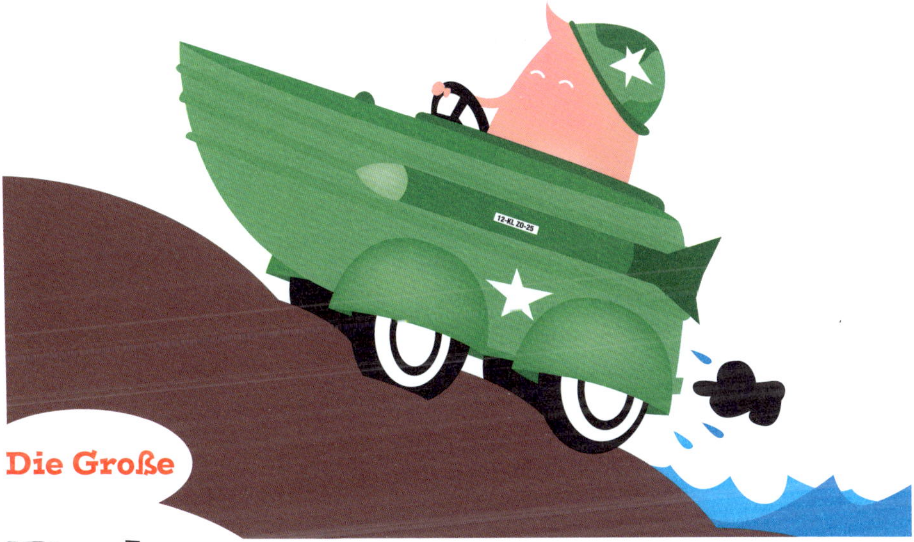

Die Große

Deine Freundin hat den Kopf voll mit Dingen, an die du bis jetzt noch keinen einzigen Gedanken verschwendet hast. Dazu gehört zum Beispiel der Buggy. Das ist eine Art multifunktionales Amphibienfahrzeug, in das du das Baby legen kannst. Natürlich kriegst du zu einem vernünftigen Preis auch einen normalen Kinderwagen, aber das hilft dir gar nichts. Das ist wie bei einem Auto. Ein Mann fährt gern einen schönen teuren Wagen, um seinen Wohlstand zu demonstrieren. Eine junge Mutter schiebt gern einen Bugaboo Cameleon durch die Gegend. Sie möchte zeigen, was für eine Art von Mutter sie ist, und dadurch schneller mit anderen Müttern in Kontakt kommen, die das gleiche Statussymbol durch die Gegend karren. Das mag etwas irritierend sein, und wahrscheinlich muss man Frau sein, um es wirklich zu verstehen. Während Männer lernen, ihre Träume zu begraben, und früher oder später in einem soliden Kombi umherkurven, gehen Frauen bei diesem Thema aufs Ganze. Für sie ist ein aufgemotzter Buggy ein absolutes Muss. Falls ihr genug Geld verdient, um einen Bugaboo oder was Ähnliches anzuschaffen, dann leg schon mal das nötige Kleingeld beiseite. Solange ihr euch nicht überschuldet oder dem Irrglauben verfallt, damit dem Baby irgendetwas von Belang zukommen zu lassen, ist es eine unvermeidbare Investition. Wichtige Dinge sind glücklicherweise für das Baby gratis: Liebe, Ruhe und Stillen.

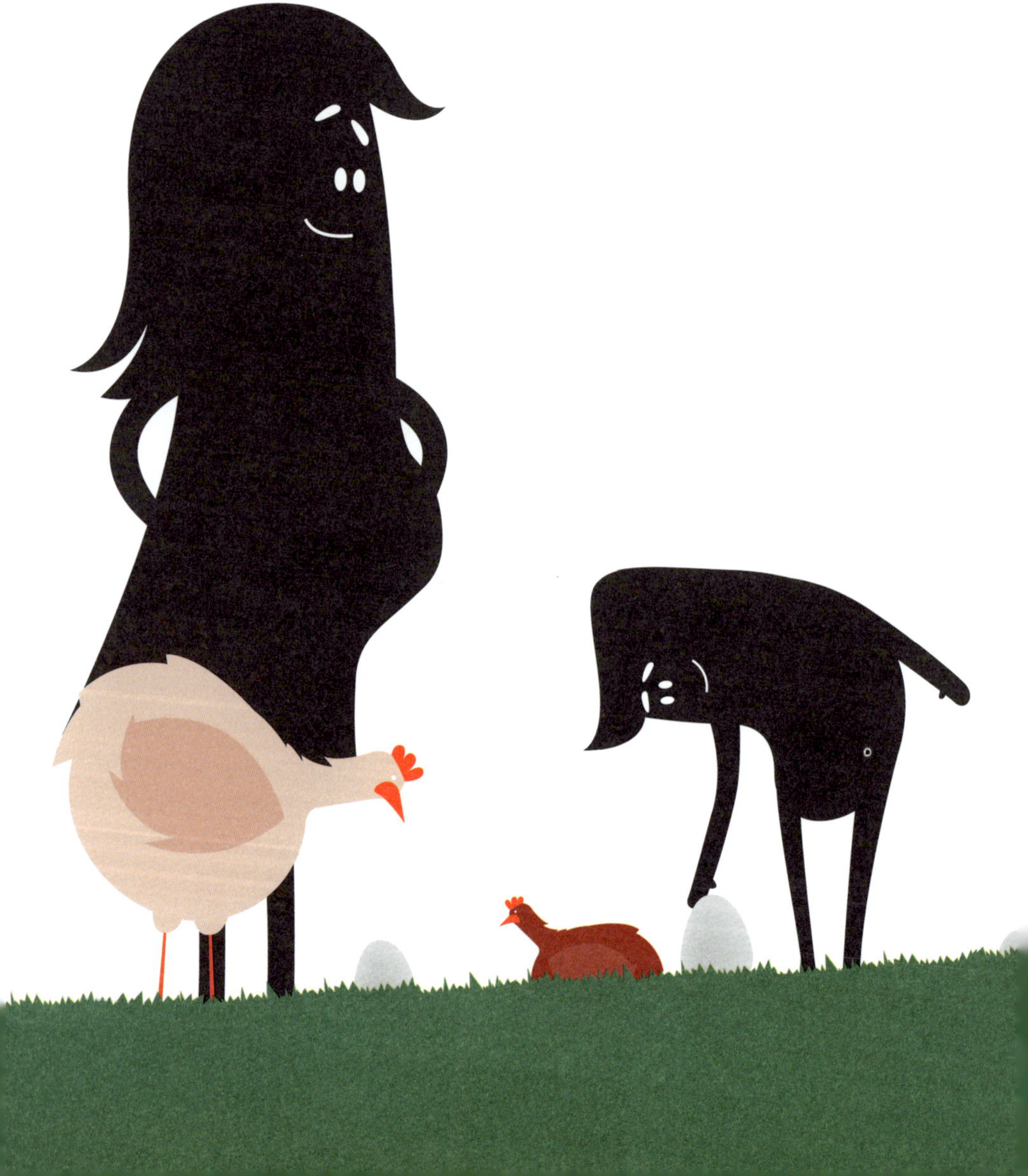

Die Huhn-Ei-Problematik

Menschen sind nicht von Anfang an ein fertiges Ganzes. Sie entwickeln sich Schritt für Schritt aus einer befruchteten Eizelle. Wie funktioniert die Zellteilung?

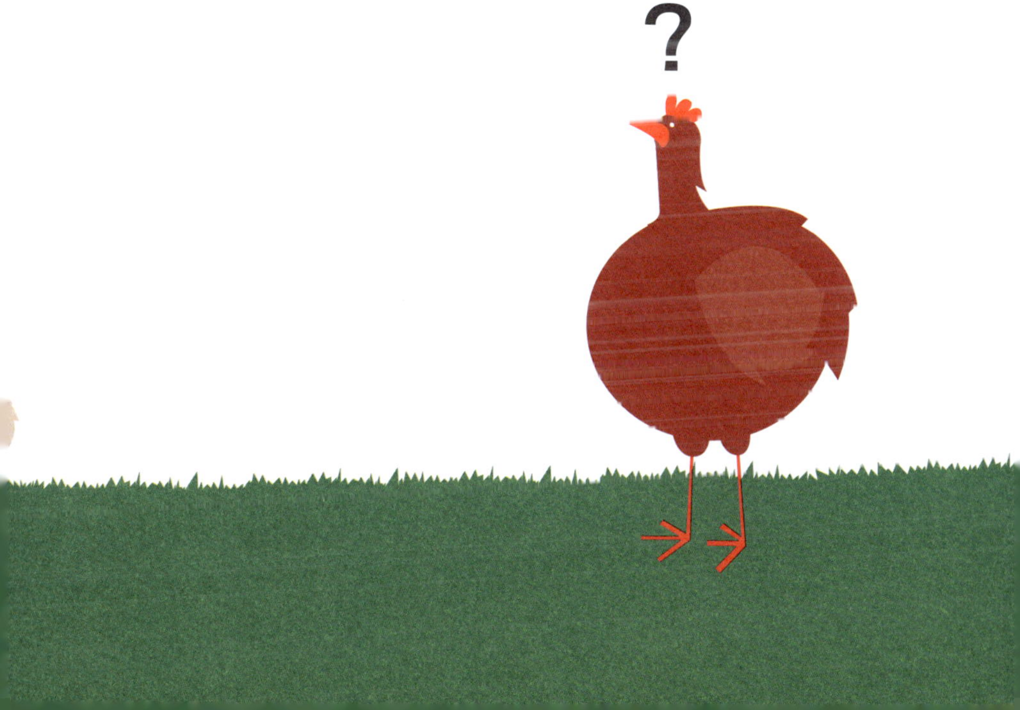

Was war zuerst da: das Huhn oder das Ei? Sitzt bereits eine winzig kleine Version des Huhns im Ei und wird langsam größer, oder verändert sich das Innere des Eies Schritt für Schritt? Der erste Mann, der dieser Frage ernsthaft auf den Grund ging, war Aristoteles. Er untersuchte Hühnereier in verschiedenen Entwicklungsstadien und entdeckte, dass Eiweiß und Eigelb seltsame Strukturen annahmen und sich zunächst zu einem froschartigen Vorstadium eines Kükens weiterentwickelten, bis daraus schließlich echte Küken wurden. Am Anfang stand also keine Super-Mini-Ausgabe des späteren Tieres, die aus dem Nichts hervorging, sondern zunächst bildeten sich unförmige Strukturen und ein merkwürdiger Organismus, der eine langsame Metamorphose durchmachte.

Zellteilung

Mehrzellige Organismen wie Menschen sind nicht plötzlich einfach da. Sie entwickeln sich Schritt für Schritt aus der befruchteten Eizelle, die Zygote genannt wird. Die Zygote teilt sich zuerst in zwei Hälften, dann noch einmal und noch einmal. Bei jeder Zellteilung teilt sich zunächst der Kern mit den Erbinformationen und erst dann der Rest der Zelle. Die zwei Tochterzellen enthalten dieselben Erbinformationen wie die Mutterzelle, aber sie sind nicht vollkommen identisch. Nach einer Zellteilung können die zwei neuen Zellen sich noch beide zu einem Baby entwickeln. Dann wird daraus ein eineiiger Zwilling. Nach zwei Zellteilungen passiert das aber nur noch sehr selten. Ein eineiiger Vierling ist die ganz große Ausnahme.

Etwa drei Tage nach der Befruchtung entsteht ein kugeliger Zellhaufen, den man Morula nennt. Wieder einige Tage später bildet sich eine Höhle in dieser Kugel, die von diesem Moment an Blastozyste heißt. Die Zellen lassen sich nun grob gesagt in zwei Arten unterscheiden: die Zellen, aus denen sich später das Baby entwickelt, die embryonalen Stammzellen, und die Zellen, aus denen sich die Plazenta entwickelt. Die Zweiteilung ist nun unumkehrbar. Aus den embryonalen Stammzellen können sich noch ganz unterschiedliche Körperzellen herausdifferenzieren (Muskelzellen, Gehirnzellen usw.), während sich die zweite Zellart nur noch zur Plazenta entwickeln kann, der Verbindung zwischen Blutkreislauf der Mutter und Blutkreislauf des Babys.

Der Embryonenforscher Heinz Christian Pander entdeckte Anfang des 19. Jahrhunderts, dass sich zu Beginn im Embryo drei Zellarten entwickeln, die sich zu drei Schichten ordnen: Ektoderm, Endoderm und Mesoderm. Aus den Zellen im Ektoderm entwickeln sich später Haut, Finger- und Fußnägel, Nasenknorpel, Mund und Anus. Aus den Zellen im Endoderm entstehen Verdauungs- und Atmungsorgane und aus den Zellen im Mesoderm werden Muskeln, Knochen und Herz-Kreislaufsystem. Seit Ende des 19. Jahrhunderts haben Wissenschaftler stets bessere Techniken entwickelt, um Zellgruppen und später einzelne Zellen in ihrer Entwicklung zu beobachten. Die wichtigsten Entdeckungen waren, dass Zellen nicht dieselbe Form behalten und auch nicht an derselben Stelle bleiben. Einige Zellen schweben durch den Embryo.

Höhere Mächte

Entwicklungsbiologen stellen sich bereits seit Jahrhunderten die Frage, wie es möglich ist, dass jede Zelle an den richtigen Ort gelangt und die richtige Funktion entwickelt. Woher weiß eine Zelle im Auge, dass sie zu einem Teil der Linse werden muss, und woher weiß die Zelle dahinter, dass sie Teil der Nervenzelle wird, um als Schalter in der Verbindung zwischen Auge und Gehirn zu funktionieren? Woher kennen die Zellen ihre genaue Position im Körper und woher wissen sie, welche Rolle sie einnehmen? Und woher wissen Zellen, dass sie die Zellteilung stoppen müssen, wenn das Organ die richtige Größe hat? Diese Fragen scheinen fast nicht zu beantworten zu sein, ohne sich auf „höhere Mächte“ zu berufen. Trotzdem können Entwicklungsbiologen die Eigenschaften der verschiedenen Zellen immer besser erklären. Zellen mit einer rauen Oberfläche bewegen sich anders als glatte Zellen. Mathematiker können zeigen, wie verschiedene Interaktionen zwischen unterschiedlichen Zellen zur Entstehung bekannter Muster beitragen, wie etwa die Streifen des Zebras oder die Form des Backenzahns. Daneben beeinflussen Zellen sich gegenseitig durch so genannte Signalstoffe. Einige Zellen sondern Stoffe ab, die durch den gesamten Organismus wandern. Je näher man an der Zelle ist, desto mehr dieser Stoffe kommen vorbei. Abhängig davon „erfährt“ eine Zelle, wo sie sich in Bezug auf diese Zellen befindet und welche Gene aktiviert werden müssen.

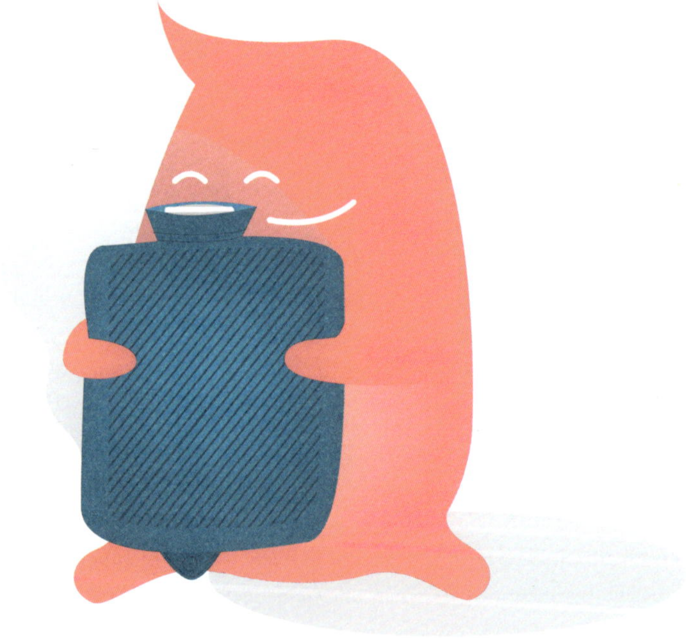

Der Kleine

Das Baby ist 45 Zentimeter groß und wiegt schon mehr als zwei Kilo. Die Haut reagiert inzwischen auf Wärme und Kälte. Wenn du eine warme Hand auf den Bauch der Schwangeren legst, wird das Baby sich vielleicht dagegenschmiegen.

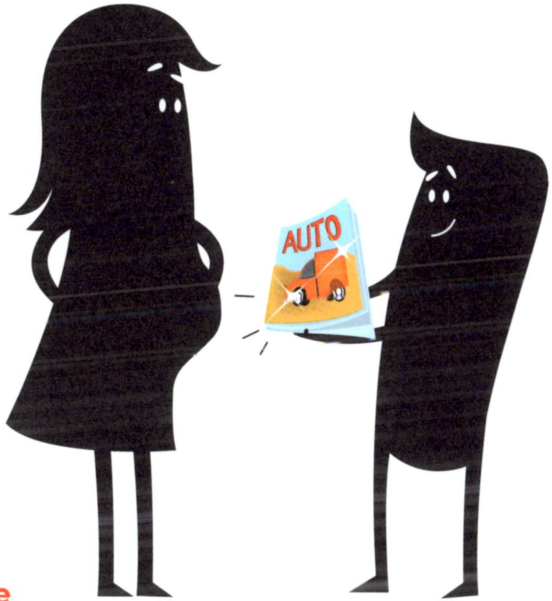

Die Große

Du kannst eine Schwangere mit Einrichtungs- und Lifestyle-Magazinen wie Schöner Wohnen, Living at Home oder ELLE DECORATION total glücklich machen. Darin findet deine Freundin massenhaft Häuser, die mit weißen Designerstühlen und meterlangen Lounge-Sofas eingerichtet sind. Auf dem Boden liegt ein Schaffell und der Blick aus den großen Fenstern fällt auf einen riesigen Garten. Oft ist auch eine Frau abgebildet, die äußerst zufrieden aussieht und erzählt, dass sie für einen Appel und ein Ei eine alte Dorfschule gekauft habe und diese nun nach ihren eigenen Vorstellungen umbaue. Viele Schwangere lieben diese Einrichtungsgeschichten, weil sie dem Traum neue Nahrung geben, dass ein riesiges Haus für kluge Frauen durchaus bezahlbar ist, wenn sie die Sache nur selbst in die Hand nehmen und auch vor einer Grundsanierung nicht zurückschrecken. Deine Freundin leistet ganze Arbeit und will am liebsten das komplette Haus neu streichen. Und das ist auch der Grund, warum du ihr besser doch keine Wohnzeitschrift mitbringen solltest.

– 35. Woche –

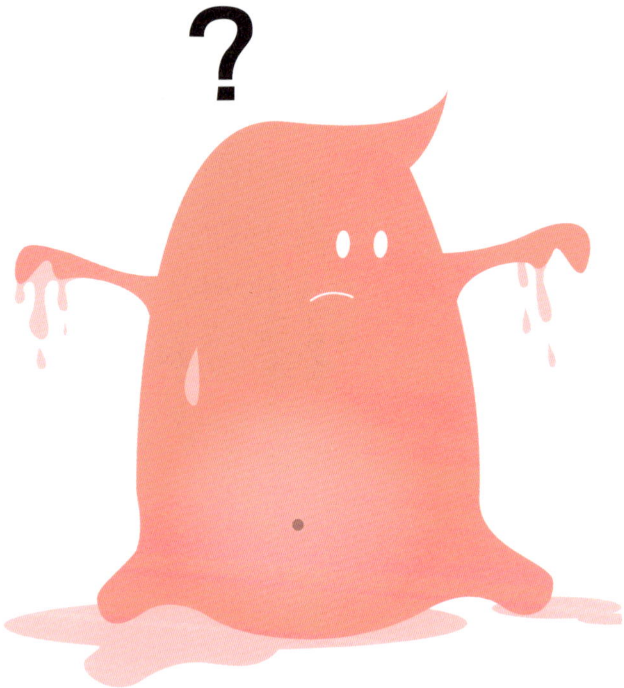

Der Kleine

Das Baby ist noch von oben bis unten mit der weißen Käseschmiere bedeckt, aber diese wird in den nächsten Wochen langsam verschwinden. Das Baby hat schon viel Kraft in den kleinen Fäusten und kann richtig zugreifen.

– 35. Woche –

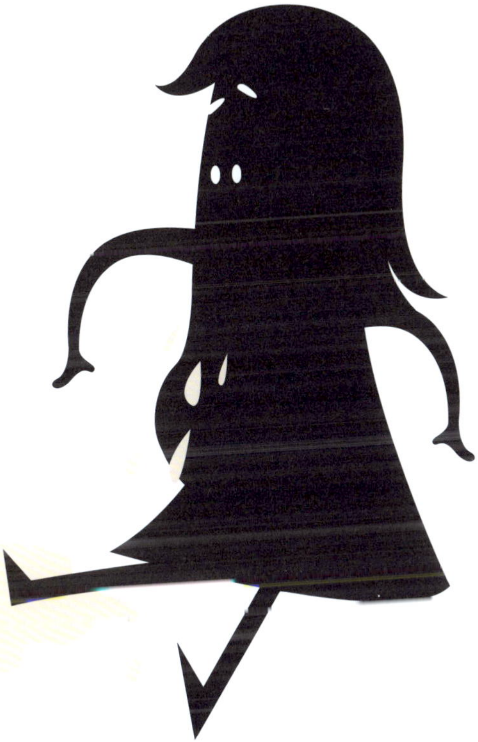

Die Große

Aus den Brustwarzen der Schwangeren kann eine wässrige Flüssigkeit austreten, genannt Vormilch oder Kolostrum. So nennt man die Vorform der späteren Muttermilch. In dieser Woche ist es wichtig, mit dem Frauenarzt und auch mit der Hebamme, die im Krankenhaus dabei sein wird, die Geburt durchzusprechen und offene Fragen zu klären. In zwei Wochen ist das Baby ausgewachsen, und da ist es ratsam, einige Sachen nochmals durchzugehen. Wenn deine Freundin etwas vor der 37. Woche einen Blutpfropf verliert, dann ruf sofort den Frauenarzt an, nach der 37. Woche ist das nicht mehr nötig. Versuch dir die Geburt vorzustellen *(siehe auch Seite 126)*. Du solltest dich genauso darauf vorbereiten wie auf eine lange Autofahrt in den Urlaub.

– 36. Woche –

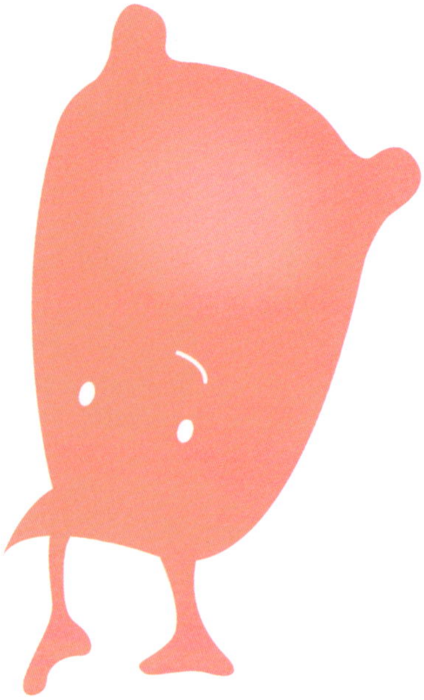

Der Kleine

Das Baby nimmt jetzt jede Woche 200 Gramm zu. Wenn alles gut läuft, liegt es inzwischen mit dem Kopf nach unten und hat seine endgültige Geburtsposition erreicht. Schön bequem hat es der Nachwuchs allerdings nicht mehr, denn es ist ziemlich eng geworden im Bauch. Wenn du willst, kannst du die Geschmacksvorlieben des Babys beeinflussen. Gib deiner Freundin (wenn sie mitmacht) richtig viel Anis, dann wird euer Baby ihn später auch lecker finden. Ohne diese Kur wird das Baby dem Kraut später wenig abgewinnen können.

Die Große

Die Gebärmutter drückt gegen die Blase. Immer häufiger bekommt deine Freundin irgendwelche Schmerzen wie etwa einen „harten Bauch". In jeder Schwangerschaft kommt der Moment von Panik. Ängstliche Blicke und sorgenvolle Sätze wie „Wird auch alles gutgehen?" oder „Dieser Schmerz ist nicht normal." Wenn die sorgenvollen Blicke länger als einige Sekunden andauern, dann ist das der richtige Moment, um von einem „Jungen, der nicht bei jedem Wehwehchen zum Arzt rennt" zum „Mann, der direkt die Hebamme anruft" zu mutieren. Sag niemals: „Wir warten damit bis morgen", sondern greif sofort zum Telefonhörer. Auch nachts oder am Wochenende solltest du den Anruf nicht scheuen. Bei allem, was mit dem Baby zu tun hat, haben Hebammen eine Engelsgeduld und zeigen viel Verständnis. Und deiner Freundin gefällt es, wenn du anrufst und sie mit der Auskunft der Hebamme am anderen Ende der Leitung beruhigen kannst. Wenn sie meint, ihr könnt noch etwas abwarten, deine Freundin sich aber gar nicht gut fühlt, dann rufst du einfach noch mal an oder bringst deine Freundin direkt ins Krankenhaus. Das kann nicht schaden. Und es wird dich auch niemand auslachen.* Zum Ende der Schwangerschaft spürt eine Schwangere das Baby jeden Tag. Wenn ihr da Zweifel kommen, dann heißt es auch sofort: Anrufen!

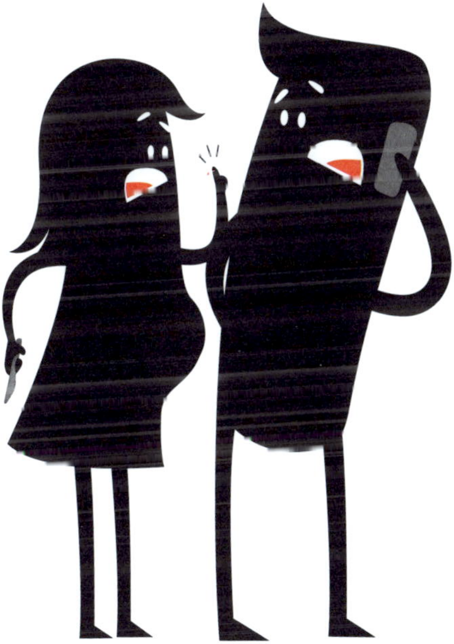

* *Wenn du Angst hast, dich lächerlich zu machen, dann kannst du erst einmal in einem Schwangerschaftsbuch nachschlagen. Es gibt viele gute Ratgeber.*

Das Wörterbuch für Schwangere

Wenn Frauen schwanger werden, verbringen sie viel Zeit am Telefon und verwenden seltsame Wörter. Für dich klingt die Schwangerensprache in etwa so: „Ich muss noch schnell den eingeschnittenen Perineum behandeln, denn die Cervix hat Kolostrum abgesondert und prämatur berührt. Der Milchflussreflex hat eingesetzt. Total eingerissen." So ist das natürlich völliger Käse. Bringen wir etwas Licht ins Dunkel:

ABTASTEN – Untersuchung beim Frauenarzt.

ANLEGEN – Eine erfahrene Mutter gibt dem Baby nicht die Brust, sondern legt es an.

APGAR-SCORE – Die Punkte, die das Baby – direkt nach der Geburt oder fünf Minuten später – für Atmung, Herzfrequenz, Hautfarbe, Reflexe und Muskelspannung bekommt. Der Apgar-Test ist Teil der Erstuntersuchung (U1).

BECKENBODENMUSKELN – Stell dir vor, du hättest sehr starken Durchfall und musst dich sehr anstrengen, damit nichts in der Unterhose landet. Die Muskeln, die dann benutzt werden, sind die Beckenbodenmuskeln.

BODY – Babyunterwäsche. Hemd und Unterhose in einem mit drei Druckknöpfen zwischen den Beinen. Theoretisch sehr praktisch zum Windelwechseln, es sei denn, die Windel leckt und läuft aus (das kommt häufiger vor). Dann wird auch der Body dreckig und damit das Baby, denn der Body muss über den Kopf gezogen werden.

CERVIX – Gebärmutterhals.

DAMMRISS – Während der Geburt kann es passieren, dass die Frau so stark presst, dass der Damm reißt.

DAMMSCHNITT – Der Schnitt entlang des Dammes. Bei der Geburt muss der Gynäkologe manchmal einen Schnitt machen, damit die Geburt einfacher verläuft. Er wird anschließend wieder genäht.

EINLEITEN – Mit einer Spritze oder einem Gel wird ein wehenstimulierendes Mittel eingeführt, das die Wehen auslöst und/oder beschleunigt.

FOLSÄURE – Häufig auch Vitamin B11 genannt. Sie ist wichtig für die Bildung neuer Körperzellen. Folsäure verhindert, dass das Baby mit einer Missbildung am Rücken oder im Gehirn geboren wird.

FONTANELLE – Stelle, an der die Schädeldecke noch nicht komplett mit Knochenplatten oder Knorpel geschlossen ist.

GEBÄRSTUHL – Er wird bei der Geburt eingesetzt; gleicht einer Toilettenbrille auf Beinen. Wird aber heute nur noch selten verwendet.

HYDROPHILE WINDEL – Viereckige Baumwollwindel. Diese Windel erkennt man am eingewebten Karomuster. Sie wird heute nur noch selten als Windel benutzt. Du kannst sie deshalb aufs Sofa legen, um dem Baby darauf die Windel zu wechseln. Oder als Schutz für deinen teuren Anzug, wenn du das Baby auf dem Arm hast. Denn Babys neigen dazu, die Milch wieder auszuspucken.

KOLOSTRUM – Die erste Milch, die dem Baby direkt nach der Geburt zur Verfügung steht. Die Milch enthält viele Antikörper gegen Krankheiten und ist sehr nährstoffreich.

KOMMEN – Euphemismus für eine alte Foltermethode: Schlafmangel. Wenn du gerade schläfst, wird das Baby vor Hunger wach und beginnt zu schreien. Dann „kommt" das Baby. Einige Babys kommen mehrmals in der Nacht.

MAXI-COSI – Kindersitz fürs Auto.

LISTERIOSE – Infektion mit Listerien. Diese Bakterien finden sich vor allem in nicht mehr ganz frischen rohen Lebensmitteln.

MEKONIUM – Grünschwarze Substanz, die Darmschleim, Darmzellen, geschlucktes Fruchtwasser, Lanugohaare und Käseschmiere enthält. Mekonium ist die erste Ausscheidung des Babys und sieht aus wie Teer. Sehr zäh und klebrig.

MILCHEINSCHUSS – Wenn eine Frau, die stillt, ein Baby schreien hört, kann es passieren, dass spontan Milch einschießt.

OXYTOCIN – Wehenauslösendes Hormon.

PERINEUM – Haut zwischen Vagina und Anus.

PLAZENTA – Mutterkuchen.

PRÄMATUR – Zu früh geboren.

PRESSDRANG – Drang, um das Baby herauszupressen.

SAUGGLOCKE – Wenn das Baby Schwierigkeiten hat, aus dem Geburtskanal herauszukommen, setzt der Frauenarzt manchmal die Saugglocke ein. Sie dockt am Kopf des Babys an, saugt die Luft heraus und erzeugt so ein Vakuum. An der Glocke sitzt eine Kette, an der der Arzt bei jeder Presswehe ziehen kann. So ist die Geburt für das Baby einfacher.

SCHWANGERSCHAFTSDEMENZ – Verwirrter Zustand, der immer mit Beginn der Schwangerschaft einsetzt.

STIMULIEREN – Durch das Stimulieren des Muttermundes möchte man die Geburt in Gang bringen. Dazu legt die Hebamme oder der Frauenarzt einfach einen Finger an den Gebärmutterhals und bewegt ihn hin und her. So sollen sich die Eihäute um das Baby vom Muttermund lösen. Doch diese Methode funktioniert nur, wenn der Muttermund bereits ein wenig geöffnet ist.

STRAMPLER – Anzug mit langen Ärmeln und Beinen, den das Baby trägt. Er sollte möglichst unten Druckknöpfe haben.

TERMIN HABEN – Eintritt des errechneten Geburtstermins.

TUMMY TUB – Eine Babywanne in Form eines Eimers aus festem Kunststoff.

UTERUS – Gebärmutter.

WICKELTISCH – Eine spezielle Auflage, auf der das Baby an- und ausgezogen wird. Natürlich kann man das überall machen, aber erzähl das mal einer Schwangeren.

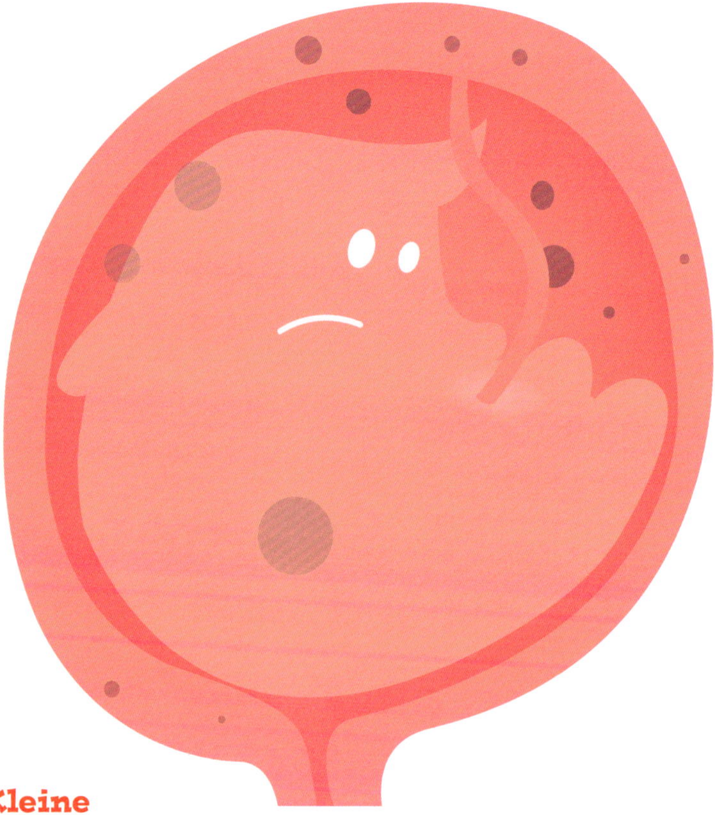

Der Kleine

Die Tritte des Babys werden zu heftigem Gestrampel. Die Bewegungen werden weniger, da der Platz fehlt, um sich zu bewegen. Eigentlich ist die Entwicklung des Babys vollständig abgeschlossen. Wenn es nun geboren wird, braucht es meist keine zusätzliche Pflege.

– 37. Woche –

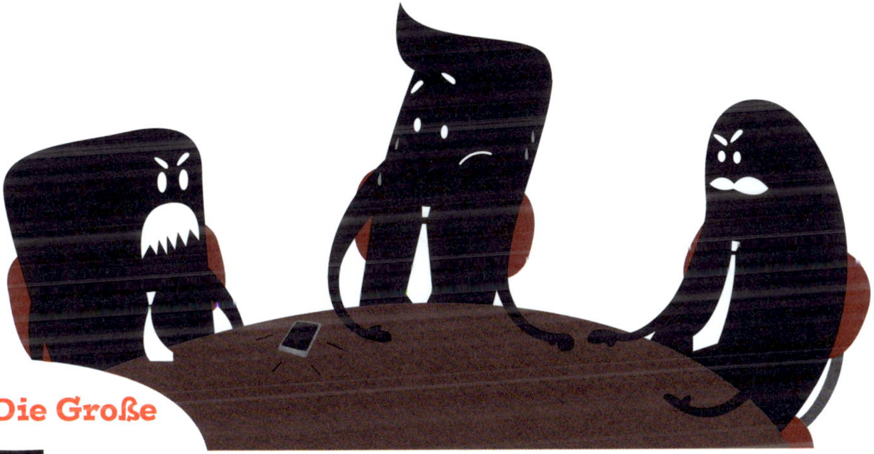

Die Große

Es ist völlig normal, dass eine Schwangere nervös wird bei dem Gedanken, sie könnte völlig auf sich allein gestellt sein, wenn die Wehen einsetzen. Nicht auszudenken, wenn das Theater losgeht und sie dich nicht erreichen kann. Das wirst du dir ewig anhören müssen, auch wenn ihr später noch vier weitere Kinder bekommt. Falls es also euer erstes ist, dann sorge dafür, dass du ihren Anruf jederzeit entgegennehmen kannst. Auch wenn du normalerweise dein Handy bei einer wichtigen Besprechung ausstellst, nun solltest du es besser nicht auf lautlos setzen. Es kann dir doch egal sein, was andere dazu sagen.

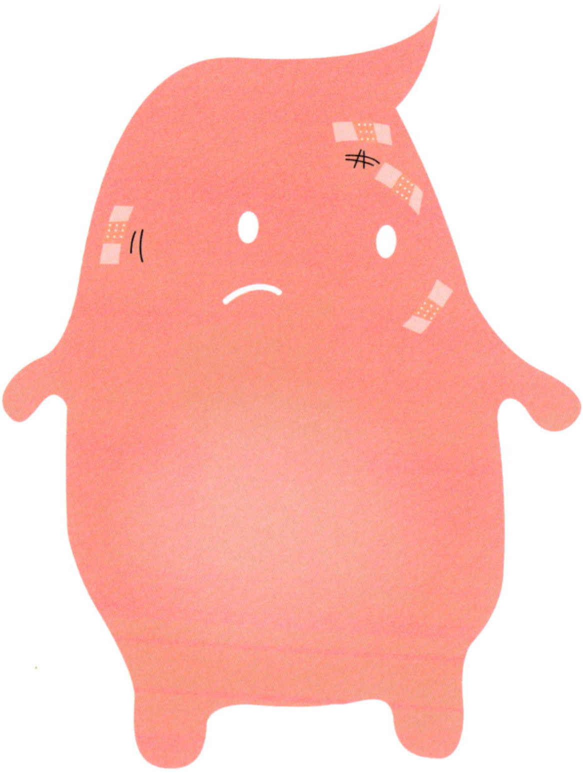

Der Kleine

Die Nägel können nun schon recht lang sein. Einige Kinder kommen mit kleinen Schrammen im Gesicht zur Welt, da sie sich in der Gebärmutter bereits gekratzt haben.

Die Große

Wirklich vorbereiten kann man sich auf eine Geburt eigentlich nicht. Jede Geburt ist anders, und du weißt vorher nie, wie sie verlaufen wird. Halt dich aus der Diskussion „PDA (Periduralanästhesie – Rückenmarksspritze) kontra natürliche Geburt“ besser heraus. Eine Schwangere hat stets das letzte Wort. Wenn sie eine PDA möchte, dann könnt ihr das mit dem Arzt besprechen. Möchte deine Freundin lieber eine Tantra Geburt mit esoterischen Atemübungen und Yoga, dann mach dich nicht über sie lustig. Eine Frau, die sich mit Übungen in einen meditativen Zustand versetzt, ist während der Geburt Gold wert. Wenn sie möchte, dass du sie zum Schwangerschaftsyoga begleitest, dann gehst du mit und machst bei den Übungen eifrig mit. Vielleicht lernst du ja etwas von den Atemübungen. Niemand braucht einen werdenden Vater, der im wichtigsten Moment eine Panikattacke bekommt.

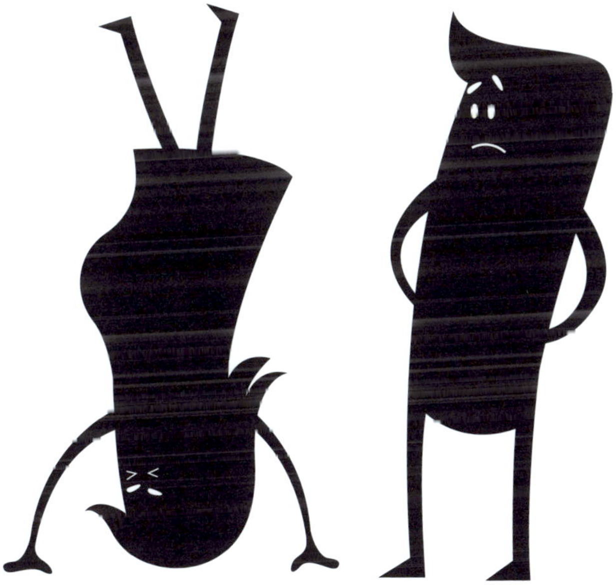

– 39. Woche –

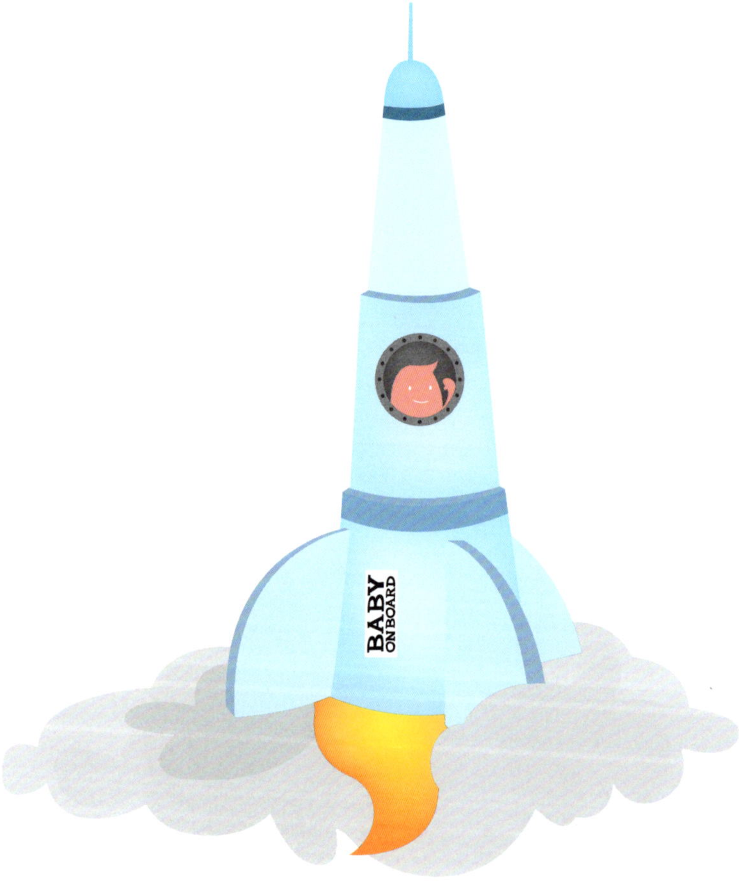

Der Kleine

Eine Woche vor der errechneten Geburt sackt der Kopf des Babys ins Becken der Mutter. Das Baby (51 Zentimeter) ist startklar.

Die Große

Deine Freundin hat die Schwangerschaft langsam satt. Das Baby kann jeden Tag kommen. Aber genauso gut kann es noch zwei Wochen auf sich warten lassen. Das verlangt der werdenden Mutter fast übermenschliche Geduld ab. Einige bekommen eine Stinklaune. Wenn plötzlich im Kühlschrank seltsame Dinge stehen, dann hat sie garantiert einen goldenen Tipp von einer Freundin bekommen. Ananasherzen, Tonic oder Himbeertee sollen angeblich Wehen auslösen. Wenn du einer Frau in der 40. Woche erzählst, dass Stangensellerie wehenfördernd sei, dann kauft sie sofort einen ganzen Arm voll. Die gute Nachricht ist, dass im männlichen Sperma eine hormonähnliche Substanz enthalten ist, die ebenfalls Wehen auslösen kann. Und auch durch einen Orgasmus der Frau können Wehen auftreten. Sex während der Schwangerschaft kann nicht schaden, das ist doch gut zu wissen. Pass bei ihren Brüsten auf, sie sind kein Spielzeug mehr. Zumindest nicht für dich.

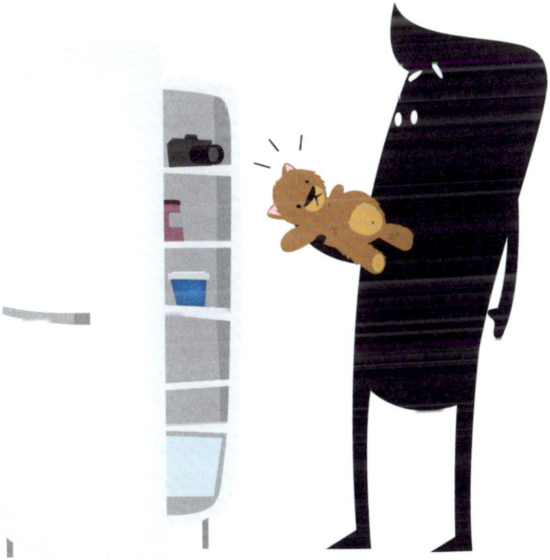

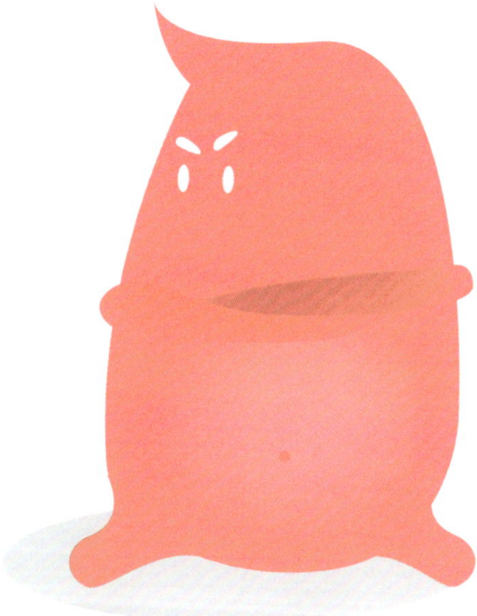

Der Kleine

Okay, der Nachwuchs ist komplett. Er kann jetzt zur Welt kommen. Viele Babys haben da aber eine andere Meinung. Wissenschaftler gehen davon aus, dass das Kind bestimmt, wann die Geburt anfängt. Kurzum, das Baby produziert Hormone, wie etwa das Corticotropin-releasing Hormon (CRH), das dafür verantwortlich ist, dass mehr Östradiol (ein Östrogen) in die Plazenta gelangt. Ist dort zu einem bestimmten Moment mehr Östradiol als Progesteron vorhanden, dann setzt die Geburt ein. Aber das ist nur die Kurzfassung: Eine Geburt ist ein kompliziertes Zusammenspiel verschiedener Hormone, und viele Abläufe sind bisher noch weitgehend unbekannt.

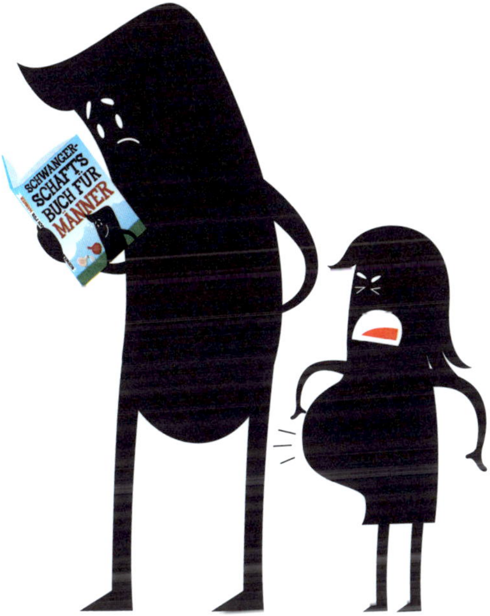

Die Große

Nichts Neues seit der vergangenen Woche. Wenn sie anfängt zu stöhnen, und zehn Minuten später noch einmal, dann hat wahrscheinlich die Geburt angefangen. Wenn sie dann alle fünf Minuten eine Minute lang schreit, dann ist es Zeit, die Hebamme zu verständigen oder sich auf den Weg ins Krankenhaus zu machen. Das sind die Eröffnungswehen, und Hebammen errechnen, dass sich bei der ersten Geburt der Gebärmutterhals von diesem Zeitpunkt an etwa einen Zentimeter pro Stunde öffnet. Zehn Stunden liegen also noch vor euch. Aber natürlich kann die Geburt auch schneller gehen. Fängt deine Freundin erneut an zu brüllen, tief aus der Kehle heraus, und die Hebamme ist noch nicht da oder ihr seid noch nicht auf dem Weg ins Krankenhaus, dann guck noch schnell weiter unten unter dem Punkt nach: „Was tun, wenn die Hebamme zu spät ist …“ *(Seite 135)*. Wenn das Baby sich weigert, herauszukommen, gilt folgender Plan: Ab dem errechneten Geburtstermin kontrolliert der Frauenarzt alle zwei Tage, ob alles okay ist. Ist das Baby nach zehn Tagen immer noch nicht freiwillig gekommen, wird die Geburt eingeleitet.

DIE GEBURT!

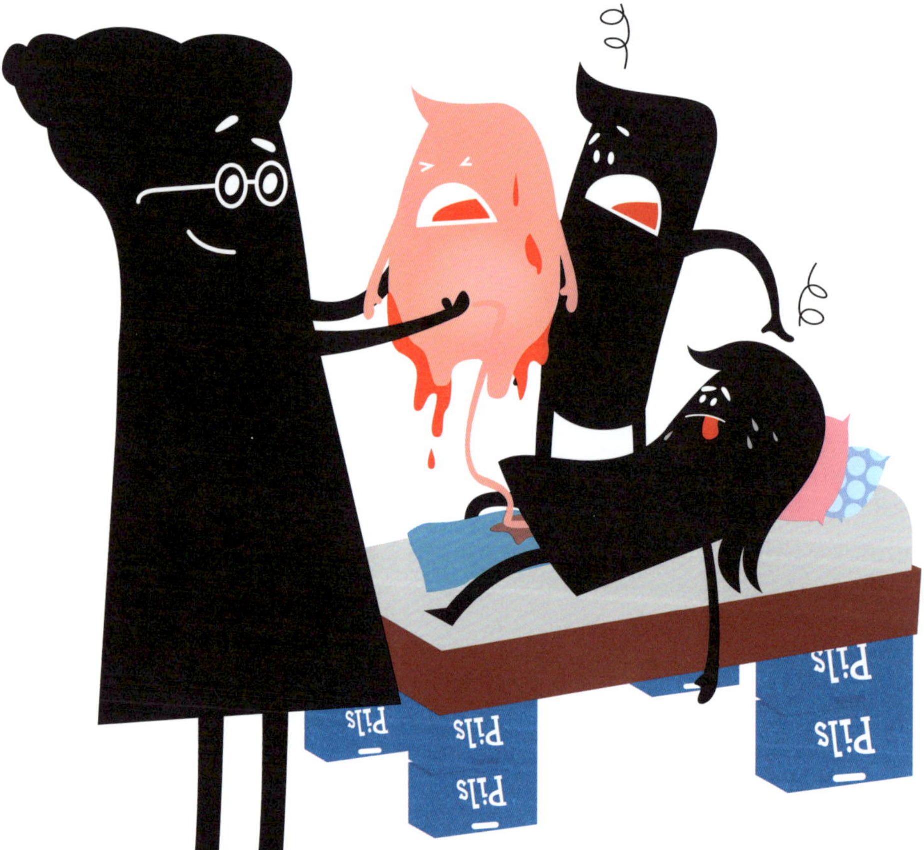

Die meisten Männer denken bei Geburt an ein singuläres Ereignis. Aber das stimmt so nicht. Eine Geburt besteht aus drei Ereignissen. Zuerst kommt die Eröffnungsphase, dann die eigentliche Geburt, und wenn du denkst, du hast alles geschafft, dann kommt die Nachgeburt.

1. Die Eröffnung

Bevor das Baby überhaupt geboren werden kann, muss sich der Muttermund vollständig öffnen. Das nennt man im Geburtsjargon auch „Eröffnung“. Sobald die Öffnung des Muttermundes einen Zentimeter groß ist, sagt man „Der Muttermund hat sich einen Zentimeter geöffnet.“ Ein Zentimeter ist ein guter Anfang, aber noch nicht genug. Das Ziel sind zehn Zentimeter bzw. die vollständige Öffnung. Mehr geht nicht.

Stimulieren

Leider öffnet sich der Muttermund nicht einfach mal so. Zunächst sitzt noch ein Schleimpfropf vor dem Muttermund. Das mag sich etwas eklig anhören, und wahrscheinlich ist es das auch. Wenn der Schleimpfropf abgeht und beispielsweise plötzlich in der Toilette landet, dann ist das ein Hinweis, dass die Geburt nicht mehr lange auf sich warten lässt. Aber das muss nicht unbedingt der Fall sein. Vielleicht hatte die Schwangere kurz vorher noch eine Untersuchung beim Frauenarzt, der mit der Hand kurz „getastet“ hat, ob der Muttermund sich schon öffnet. Sobald die Schwangerschaft die 40. Woche überschritten hat, kann der Arzt oder die begleitende Hebamme versuchen, die Geburt in Gang zu bringen, indem er/sie den Muttermund stimuliert, d.h. den Finger an den Gebärmutterhals legt und ihn hin und her bewegt, um dadurch die Eihäute um das Baby vom Muttermund zu trennen. „Ich kann den Muttermund stimulieren“, wird er bzw. sie dann zu deiner Freundin sagen. „Ja, prima“, wird die antworten.

Wehen

Sobald der Schleimpfropf abgegangen ist, setzt die Eröffnungsphase ein. Das ist der eigentlich unschönste Teil der Schwangerschaft. Die Gebärmutter zieht sich zusammen, um den Muttermund jedes Mal ein klein wenig mehr zu öffnen. Dieses Zusammenziehen nennt man Wehen. Und der Name sagt schon alles: Wehen sind schmerzhaft. Beim Einsetzen der Wehen ist es noch nicht so schlimm, aber der Schmerz wird immer heftiger. Bei der ersten Geburt ist die Wahrscheinlichkeit hoch, dass deine Partnerin noch niemals zuvor solch starke Schmerzen verspürt hat. Sie verzieht ihr Gesicht zu wilden Grimassen. Sie stöhnt und schreit.

Eröffnungsphase

Am Anfang vergeht zwischen den einzelnen Wehen viel Zeit. Manchmal mehr als eine Stunde. Aber irgendwann kommen sie jede halbe Stunde, dann jeweils nach 20 Minuten und später alle zehn Minuten. Sobald die Wehen alle fünf Minuten auftreten und dann länger als eine Minute anhalten, hat die Eröffnungsphase wirklich eingesetzt. Falls sich deine Freundin für eine Hausgeburt entschieden hat, wird die Hebamme kommen und feststellen, dass noch massenhaft Zeit ist, nachdem sie kurz den Muttermund kontrolliert hat. Die Hebamme im Krankenhaus wird Ähnliches tun und euch eventuell wieder nach Hause schicken. Erst wenn die Wehen kurz hintereinander kommen, solltet ihr einen zweiten Anlauf nehmen.

Zahn

Da sitzt du nun wieder, mit einer Frau, die Laute von sich gibt, als würde ihr alle fünf Minuten ein Zahn ohne Betäubung gezogen. Das ist der Moment, in dem du zeigen kannst, was in dir steckt. Die Kunst ist es, unsichtbar anwesend zu sein. Versuche dich in jemanden hineinzuversetzen, der unsägliche Schmerzen hat und sich keine Linderung verschaffen kann. Deine Freundin wird auf dem Bett liegen und sich vor Schmerzen krümmen und zwischen zwei Wehen aufs Sofa wechseln, um zu sehen, ob sie dort besser liegt, um die nächste Wehe zu überstehen.

Wehen-Auffang-Paradies

Es ist wenig hilfreich, wenn du in einem Meter Abstand mit besorgtem Blick und Tränen in den Augen neben ihr stehst. Ganz im Gegenteil. Das geht ihr schwer auf die Nerven. Versuche sie auf konstruktive Weise zu unterstützen. Denk lieber an Möglichkeiten, um den Schmerz zu lindern. Verwandle das Haus in ein großes Wehen-Auffang-Paradies. Dreh die Heizung voll auf, wenn gerade Winter ist. Lass ein heißes Bad ein, stell die Dusche an, bereite ein paar heiße Wärmflaschen vor und verteile sie auf dem Bett. Je weniger Wärme der Körper selbst produzieren muss, desto mehr Energie bleibt für die Geburt. Das ist auch ein wichtiger Grund, warum einige Frauen sich für eine Geburt in einem großen Wasserbecken entscheiden, die mittlerweile in vielen Krankenhäusern stehen. Im warmen Wasser lässt sich wunderbar entspannen, und der Körper kann angeblich einfacher Endorphin, ein natürliches Schmerzmittel, produzieren.

Eisbären

Probiere so unsichtbar und leise zu sein wie möglich, wenn deine Freundin mit den Wehen zu kämpfen hat. Setz dich auf keinen Fall nervös vor sie hin und ticke mit den Füßen und lauf auch nicht wie ein Eisbär hin und her. Und störe dich nicht daran, wenn deine Freundin dich fauchend aus dem Zimmer jagt. Du würdest dich nicht anders benehmen. Wenn du Schmerzen hast, bist du manchmal auch am liebsten allein.

Wenn die Wehen schnell hintereinander kommen, ruf wieder die Hebamme an oder fahrt nun direkt ins Krankenhaus. Jetzt nur nicht die Nerven verlieren. Solange deine Freundin sich noch auf dem Sofa vor Schmerzen krümmt, ist alles gut. Dann verarbeitet sie nur die Wehen. Wenn sie jedoch anfängt, wie ein Löwe zu brüllen, wie eine Kuh zu muhen oder zu stöhnen wie ein Heavy-Metal-Sänger, dann heißt das, dass nun die Presswehen einsetzen. Wenn du dir nicht sicher bist, ob sie muht oder brüllt, dann ist es noch nicht so weit. Den Unterschied hörst du. Deine Freundin verspürt einen tiefen Drang, das Baby hinauszuschieben, sozusagen hinauszupressen. „Ich halte es nicht mehr aus", wird sie vielleicht schreien. Wenn die Hebamme noch nicht zur Stelle ist, dann ist es vielleicht ratsam, sie nochmals anzurufen und ihr genau zu beschreiben, was du siehst oder hörst. Die Hebamme wird dann möglichst schnell kommen. Falls ihr schon im Geburtssaal im Krankenhaus seid, weiß die Hebamme dort ebenfalls, was zu tun ist.

Platsch

Irgendwann in dieser Geburtsphase oder auch bereits früher kommt es zum Blasensprung. Platsch, das ganze Badezimmer steht unter Wasser oder vielleicht sogar das neue Sofa. Nicht zu ändern. Fruchtwasser sollte hell sein. In Schwangerschaftsratgebern ist zu lesen, dass es einen süßen mandelartigen Geruch verströmt. Wenn du etwas riechst, das in etwa dieser Beschreibung entspricht, ist alles in Ordnung. Das Fruchtwasser kann sich aber auch braunschwarz oder grünschwarz verfärben. Das heißt, dass das Baby ins Fruchtwasser gemacht hat. Es ist klug, der Hebamme das sofort mitzuteilen, denn das kann ein Indikator dafür sein, dass das Baby Stress hat oder welchen hatte. Spätestens nach dem Blasensprung solltet ihr im Krankenhaus sein (falls ihr nicht schon längst da seid). Dort kann der Herzschlag des Babys mit der Herzrhythmusmaschine kontrolliert werden. Höchstwahrscheinlich wird das Baby ungeduldig und will raus.

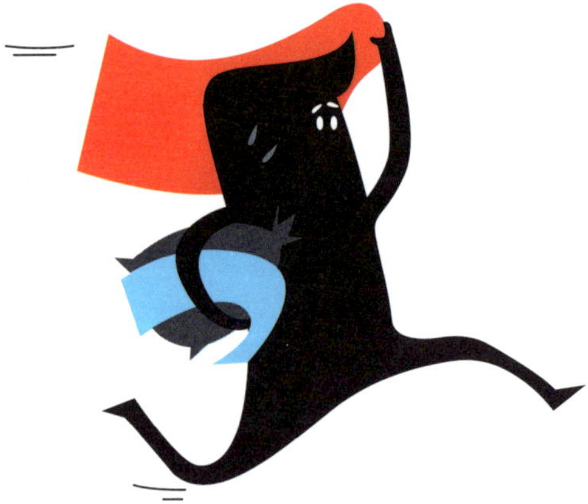

2. Die Entbindung

Nun fängt es an. Je nachdem, wo deine Frau entbinden möchte, im Krankenhaus oder zu Hause – die Hebamme wird auf jeden Fall in ihrer Nähe sein. Viele Frauen entscheiden sich mittlerweile für eine Geburt in ihrer vertrauten Umgebung, doch das Krankenhaus ist immer die richtige Wahl, wenn ihr medizinisch auf der sicheren Seite sein wollt – zum Wohle von Mutter und Kind gleichermaßen. Falls deine Freundin zu Hause entbindet, bist du als rechte Hand der Hebamme noch weitaus mehr gefordert als im Krankenhaus und musst sie tatkräftig unterstützen. Jetzt nur nicht schlappmachen!

Stöhnen

Deine Partnerin liegt stöhnend da. Ab und zu wird sie dich kurz anschauen. Wenn sie möchte, dass du dich neben sie setzt, dann setzt du dich neben sie. Abhängig von der Position, in der sie entbindet (liegend, hockend, hängend, stehend oder sitzend), wird man dir eine Aufgabe zuweisen. Damit wollen Hebamme verhindern, dass du apathisch wie ein Kaninchen dastehst, das gerade ins Scheinwerferlicht des Jägerwagens starrt. Denn deine Freundin wird vermutlich so schreien, stöhnen und brüllen, wie du es vorher noch nie erlebt hast. Die Hebamme sitzt daneben und coacht deine Freundin durch die Geburt: „Ja, das machst du super, ja, pressen! Du presst wunderbar … Meine Güte!“

Apfel

Diese Phase kann dauern, vor allem in deinem Empfinden. Und inzwischen passiert so einiges zwischen den Beinen. Blut und Fruchtwasser laufen aus, und auch bei etwas Stuhl darfst du nicht zimperlich sein. Und plötzlich kommt etwas Dunkles in der Größe eines Apfels zum Vorschein, und dieses Etwas kommt bei jeder Presswehe ein Stückchen weiter heraus. Sobald das Köpfchen zwischen den Presswehen nicht mehr zurückgleitet, wird die Hebamme wie ein General die vielsagenden Worte sprechen: „Das Köpfchen ist da!“ Das Schlimmste ist geschafft. Nun muss deine Freundin nur noch einige Male gut pressen, und dann wird das Baby wie ein Sack Kartoffeln herausflutschen. Das Baby fängt an zu heulen und beginnt selbstständig zu atmen. Die Hebamme zählt Zehen und Finger und testet die Reflexe. Dann legt sie das Baby der Mutter auf den Bauch. Ein magischer Moment für Klein und Groß. Die Temperatur der Mutterhaut passt sich der des Babys an und gibt ihm ausreichend Wärme. Und vermittelt dem Baby dadurch ein Gefühl von Ruhe und Geborgenheit.

Kuss

Wahrscheinlich erlebst du alles in einem leichten Schockzustand und weiß nicht mehr, was du fühlen oder denken sollst. Vergiss nicht, deine Freundin zu küssen und nach deinem Kind zu sehen. Und du musst auf jeden Fall verinnerlichen, was gerade passiert ist. Und zuhören, was die Hebamme sagt. Wahrscheinlich macht sie auch ein Foto. Lass uns ehrlich zugeben, es ist ein besonderer Augenblick. Und was noch wichtiger ist: Deine Freundin will in den nächsten Tagen diesen besonderen Augenblick noch einmal Minute für Minute durchgehen (aber davon später mehr). Im Moment bekommt sie nicht alles mit oder sieht alles durch eine rosarote Brille. Sie wird völlig fertig oder ganz verliebt daliegen. Du solltest gut aufpassen, dann kannst du ihr später die schönsten Details erzählen. Die Hebamme wird die Nabelschnur mit einer Art Wäscheklammer abklemmen und warten, bis sie aufhört zu pulsieren. Den Herzschlag des Babys kann man noch spüren, wenn man die Nabelschnur zwischen Daumen und Zeigefinger hält. Die Hebamme wird dir eine Schere geben, damit du die Schnur durchschneiden kannst. Das fühlt sich ein bisschen so an, als würde man ein Stück Knorpel vom Huhn durchtrennen.

3. Die Nachgeburt

Wahrscheinlich hast du dir den großen Moment schon lange vorher in Gedanken vorgestellt. Das große Finale der Schwangerschaft. Aber du hast in deinen Phantasien ganz bestimmt einen wichtigen Punkt vergessen: die Nachgeburt. Wenn das Baby endlich geboren ist, ist die Feier noch nicht zu Ende. Die Plazenta muss noch ausgestoßen werden. Sie wird genau wie das Baby geboren, Wehen inklusive.

Plattfisch

Wenn alles gut läuft, dann flutscht nach etwas Pressen ein dicker fleischfarbener Plattfisch heraus. Die Hebamme wird ihn hochheben und deiner Frau zeigen: „Hier ist sie." Du musst dich nicht wundern, wenn deine Freundin die Plazenta merkwürdig verträumt anschaut und sagt: „Oh, wie schön." Während der Geburt werden durch den Wehenschmerz endorphinartige Stoffe freigesetzt, die dafür sorgen, dass deine Freundin die Welt – mitsamt Plazenta – kurzzeitig mit anderen Augen betrachtet. Im Prinzip findet sie jetzt alles wunderbar. Und ganz sicher alles, was aus ihrem Körper kommt.

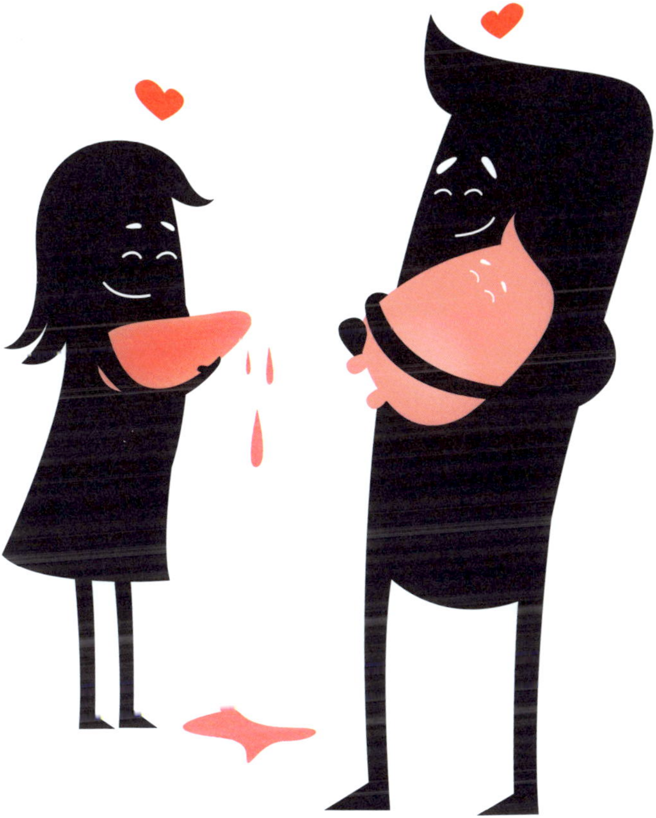

Mütze

Die Geburt ist vorüber und die Lage entspannt sich. Alle grinsen und sprechen mit dem Baby, als könnte es alles verstehen „Hallo, das hast du aber prima gemacht!" oder „Du wolltest noch so gern drinbleiben, was?" Halt dich besser raus. Männlicher Humor wird während der Geburt nicht immer geschätzt. Dann bekommt das Baby seine erste Mütze auf und die erste Windel um. Falls es gestillt wird, ist es wichtig, das Baby innerhalb der ersten Stunde anzulegen. Manchmal muss der Frauenarzt noch das ein oder andere nähen. Wenn dann alles fertig ist, wirst du wahrscheinlich merken, wie hungrig du bist. Du hast nämlich schon eine Zeit lang nichts gegessen.

Die Kliniktasche

Falls ihr euch für eine Geburt im Krankenhaus entschieden habt, dann werdet ihr losfahren, sobald die regelmäßigen Wehen einsetzen. Der Rest der Geburt wird im Krankenhaus genauso ablaufen wie bei der Hausgeburt. Es ist praktisch, die Tasche fertig gepackt zu haben, wenn es so weit ist.

Das gehört in die Kliniktasche:

- *eine Mütze*
- *ein Body*
- *Babykleidung*
- *Pyjama für die Mutter*
- *Unterhosen*
- *Still-BH*
- *Toilettensachen*
- *Mutterpass*
- *Krankenkassenkarte*
- *Ausweis*
- *Fotokamera und/oder Videokamera*

Ihr packt die Tasche am besten auch, wenn die Geburt zu Hause stattfinden soll. In einigen Fällen (beispielsweise wenn das Baby ins Fruchtwasser macht) wird die Hebamme euch raten, das Baby im Krankenhaus zur Welt zu bringen. Auch wenn deine Freundin viel Blut verloren hat oder sich die Nachgeburt nicht löst, ist eine weitere Versorgung im Krankenhaus ratsam. Dann müsst ihr eventuell Hals über Kopf ins Krankenhaus. Wenn du dann noch eine Tasche packen musst, wird das garantiert schieflaufen. Vergiss auch den Maxi Cosi, den Sitz fürs Auto, nicht. Sonst wird es schwierig, dass Kind hinterher nach Hause zu transportieren.

DIY: Wenn die Hebamme zu spät kommt…

Eine Geburt ist genauso natürlich wie Essen und Trinken oder Verdauung. Im Prinzip geht es auch ohne Hebamme. Deine Freundin wird kräftig pressen, damit die Presswehen einsetzen. Und die Wahrscheinlichkeit ist hoch, dass sie das Baby herauspresst – mit oder ohne Hebamme. Stell dir vor, dass die Hebamme zu spät kommt und/oder es zu spät ist für die Fahrt ins Krankenhaus. Dann wirst du ihre Rolle übernehmen müssen. Und das ist dann der Moment, in dem sich die Yoga-Atemübungen als sehr praktisch erweisen könnten. Bleib ruhig. Versuche die Hebamme noch einmal anzurufen. Lass die Haustür einen Spaltbreit offen, damit sie ins Haus kann. Rate deiner Freundin, sich aufs Bett (mit entsprechender Unterlage) oder auf den Fußboden zu legen. Pack eventuell noch eine Decke oder einige Handtücher unter die Unterlage. Deine Freundin sollte Hose und Unterhose ausziehen. Wenn du das Köpfchen des Babys noch nicht sehen kannst, dann soll deine Freundin weiter versuchen, das Kind hinauszuschieben. Trotz Pressdrang kann es sein, dass die Geburt noch nicht so weit ist. Werde nicht ungeduldig. Versuche einfach, mit deiner Freundin Kontakt zu halten, und erzähl ihr, was du siehst.

Schultern

Sobald du das Köpfchen siehst, soll sie bei jeder neuen Wehe mitpressen. Wenn die Wehe wieder weg ist, muss sie ruhig ein- und ausatmen. Erschreck dich nicht, wenn der Kopf sozusagen „steht“ und nach einer Wehe nicht mehr zurückgleitet. Sobald der Kopf vollständig draußen ist, musst du tasten, ob die Nabelschnur eventuell um den Hals des Babys liegt. Dann solltest du sie über den Kopf heben. Sag deiner Freundin, dass sie ihre Beine breit öffnen soll. Leg deine Hände über die Ohren des Babys und dreh den Kopf nach unten, damit eine Schulter die optimale Position für den Durchtritt hat. Sobald die Schulter herauskommt, dreh den Kopf nach oben, damit die andere Schulter nach draußen gleiten kann. Meist geht das ganz von selbst. Du darfst niemals am Kopf ziehen. Sobald beide Schultern herausgekommen sind, gleitet das Baby meist von selbst heraus. Leg das Baby sofort auf den nackten Bauch deiner Freundin und trockne es gut ab. Zuerst den Kopf, denn der gibt am schnellsten die Wärme ab. Deck das Baby mit einer Decke zu und setz ihm eine Mütze auf. Nimm dir Zeit, um den Schock zu verdauen und um das Baby zu betrachten. Sollte die Hebamme noch immer nicht da sein, ruf sie an und frag, wie lange es noch dauern wird.

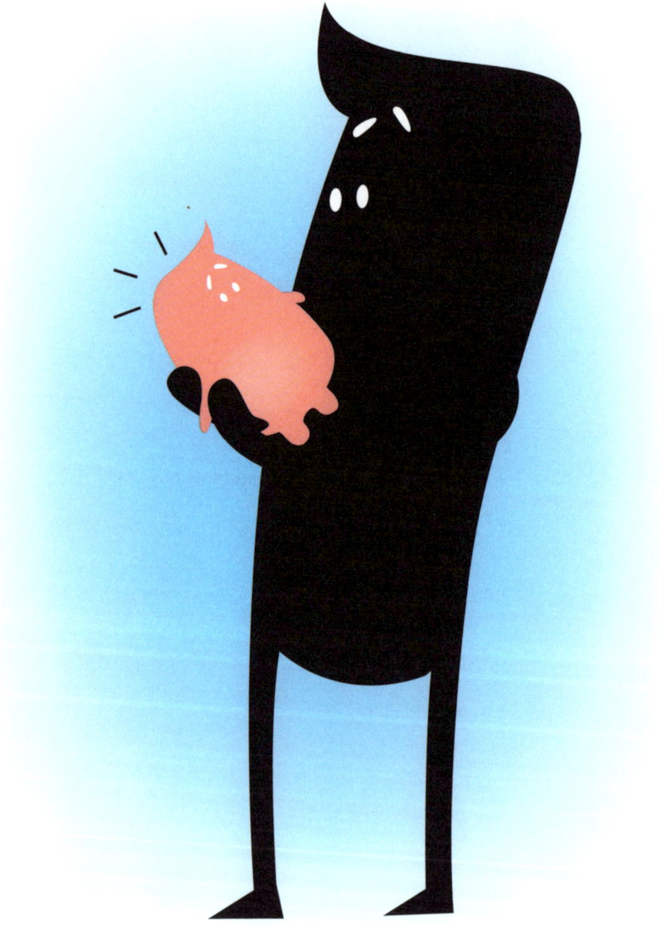

UND JETZT BIST DU VATER…

Dafür also die ganze Aufregung. Das Baby ist geboren. Und nun?

NACH DER GEBURT

Nach der Geburt beginnt für dich als Mann eine anstrengende Zeit. Du musst das Baby auf dem Standesamt anmelden, du musst Geburtsanzeigen drucken lassen und verschicken, ans Telefon gehen und Kaffee für den Besuch kochen. Du wirst feststellen, dass du dich schlecht konzentrieren kannst. Du rennst in die Küche, um Kaffee zu holen, und wenn du dann in der Küche bist, weißt du nicht mehr, was du eigentlich dort wolltest.

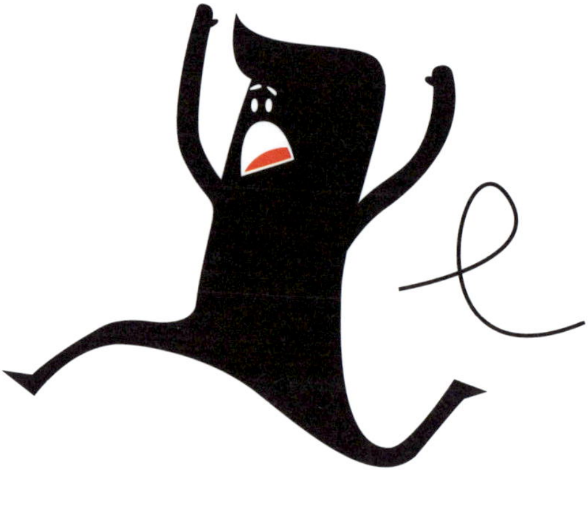

Wenn es dein erstes Kind ist, wird sich das Vatersein anders anfühlen als gedacht. Du wirst plötzlich mit verwirrenden Gedanken konfrontiert: „Ist das wirklich mein Kind? Muss ich das jetzt nicht irrsinnig lieben? Aber ich fühle überhaupt nichts. Oh, Gott, ich habe schon ein bisschen Angst. Wenn ich das Baby fallen lasse, stürzt es dann zu Tode? Oh, Schreck, dann bin ich der totale Versager, meine ganze Welt stürzt über mir zusammen. Hilfe, das Baby schreit. Was ist los? Wenn das Baby schreit, kann ich nicht schlafen. Das ist furchtbar. Oh je …, ist das alles, was von meinem Leben übrig bleibt? Nie mehr eine Nacht durchschlafen? HIIIILFE! Was war das? Ein Bäuerchen? Haha. He, das Baby schreit nicht mehr. Es nuckelt nun am meinem kleinen Finger. Schaut euch das an, Wahnsinn. Es denkt bestimmt, dass da Milch rauskommt. Und dann diese kleinen Fingernägel. Warum sind die Finger so runzlig? Ist das in Ordnung? Ha, ha, was hat es doch für kleine Zehen. Oh ja …, der Schädel hat sich noch nicht geschlossen, und darunter sitzt das Gehirn. Haben wir alle scharfen und spitzen Gegenstände aus dem Haus verbannt? Oh je … Wann schließt sich der Schädel vollständig? Kann ich das Baby mit zu mir ins Bett nehmen? Wenn das Baby in der Wiege liegt, wird es wach, aber im Bett kann es passieren, dass ich auf es rolle, wenn ich einschlafe. Schläft es in der Wiege überhaupt sicher?“

Panik

Wenn du in den ersten Tagen mit dem Baby alleingelassen wirst, kann schon mal Panik aufsteigen. Das Gleiche gilt natürlich auch für deine Freundin. Wenn du auf die verrückte Idee kommen solltest, ein bis zwei Tage nach der Geburt wieder arbeiten zu gehen, wird ihr das nicht gefallen. Okay, in den ersten Tagen schaut die Hebamme immer wieder vorbei, aber sie bleibt keine Ewigkeit. Du solltest deshalb in den ersten Wochen möglichst jede Sekunde bei deiner Partnerin sein, um die erste Zeit als neue Eltern gemeinsam zu erleben. Dabei wirst du beobachten, dass deine bisher so fröhliche Freundin sich langsam in eine besorgte Mutter verwandelt. Achte darauf, dass ihr euch gemeinsam an die neue Situation gewöhnt, dass fortan ein weiterer Mensch bei euch wohnen wird. Plane ausreichend Zeit ein, möglichst einige Monate, wenn du es dir erlauben kannst. Warum auch nicht? Zusammen spazieren gehen, miteinander reden und überlegen und zwischendurch immer wieder ein kleines Nickerchen einlegen. Bei einem Mann kann es einige Wochen oder Monate dauern, bis er versteht, was Vaterliebe eigentlich bedeutet. Auch wenn es bei Frauen etwas schneller geht, so gilt das auch für die Mutterliebe. Es ist schön, wenn man in dieser merkwürdigen Zeit jemanden hat, mit dem man sich austauschen kann.

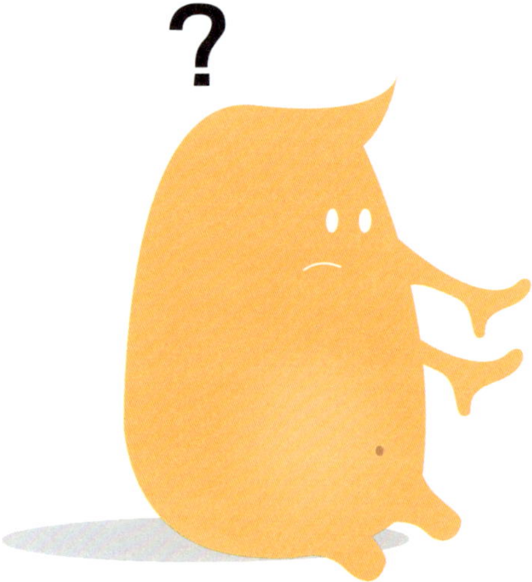

Der Kleine

Der Kinderarzt oder auch die Hebamme wird das Baby noch einmal gründlich untersuchen. Sein erster Stuhlgang gleicht grünschwarzem Teer. Nur damit du es weißt. Mekonium heißt er und ist etwas zäher und klebriger als unraffiniertes Erdöl. Seltsamerweise ist das ein gutes Zeichen. Es besteht aus verschiedenen Abfallstoffen, die das Baby in der Schwangerschaft angesammelt hat. Die Tatsache, dass das Baby sie nun ausscheidet, zeigt an, dass der Magen-Darm-Trakt normal arbeitet.

Das Baby kann in den ersten Tagen etwas gelblich aussehen. Das ist nichts Ungewöhnliches und wird nach einigen Tagen verschwunden sein. Bleibt die leichte Gelbsucht, dann ruf die Hebamme an. Sie weiß, was zu tun ist. Der Nabel des Babys sieht noch nicht so aus wie deiner, denn es hängt noch ein Stückchen Nabelstrang dran. Das wird allmählich absterben und dann von selbst abfallen. Hoffentlich lässt sich das Baby gut stillen, dann habt ihr schon mal eine Sorge weniger. Wenn es mit dem Stillen noch nicht sofort klappt, dann mach dich nicht unnötig verrückt. Das Baby hat jede Menge Fett angesetzt, davon kann es nun zehren.

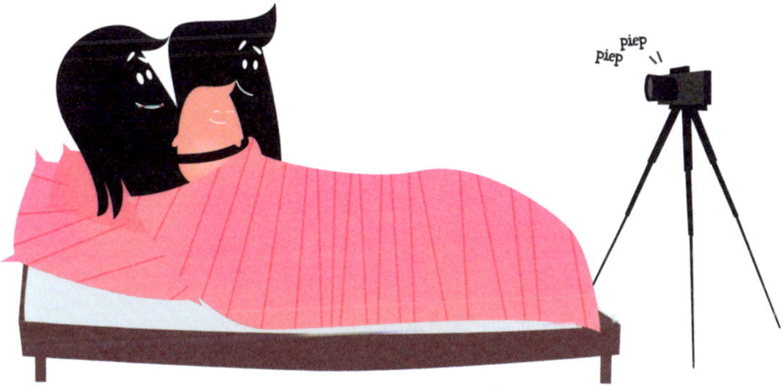

Die Große

Die Hebamme kommt in dieser Woche noch regelmäßig, je nachdem, wie oft ihr es wünscht. Wenn deine Freundin eine schwere Geburt hinter sich hat oder bei der Geburt viel Blut verloren hat, wird sie es zu schätzen wissen, wenn du nicht gleich alle Freunde zum „Kindpinkeln" einlädst. Jetzt ist wirklich nicht die Zeit für gesellige Veranstaltungen. Natürlich werden Eltern, Geschwister und wenige gute Freundinnen kurz vorbeischauen wollen, aber vermeide größere Besuchsorgien. Lass die Geburtsanzeigen noch etwas liegen. Je später du sie zur Post bringst, desto später kommen die ersten Gratulanten. Und je später der erste Besuch kommt, desto besser. Du erinnerst dich vielleicht an den netten Reklamespot, in dem ein junger Mann ins Café kommt, seine Jacke an die Garderobe hängt und ruft: „Ich habe einen Sohn bekommen." Alle fangen an zu jubeln und Bier wird ausgeschenkt. Doch das ist nur Fiktion. Vergiss es schnell wieder.

Deine Freundin wird in den ersten Tagen ein unglaubliches Verlangen haben, die ganze Geburt immer und immer wieder Revue passieren zu lassen. Zuerst mit dir, dann mit ihren besten Freundinnen, dann mit den schlechten Freundinnen und schließlich mit allen, die gerade in der Nähe sind. Irgendwann kannst du die Geschichte träumen. Vertrau darauf: Das Ganze hat irgendeinen Sinn. Etwa am vierten Tag nach der Geburt wird deine Partnerin unvermutet anfangen zu weinen und nicht mehr wissen, wie sie alles schaffen soll. Jetzt lässt sie sich vom Stress übermannen. Das kommt vom Hormonhaushalt nach der Geburt und ist vollkommen normal. Wenn diese Stimmung länger als zwei Monate anhält, dann ist das definitiv zu lang und sie sollte den Hausarzt aufsuchen.

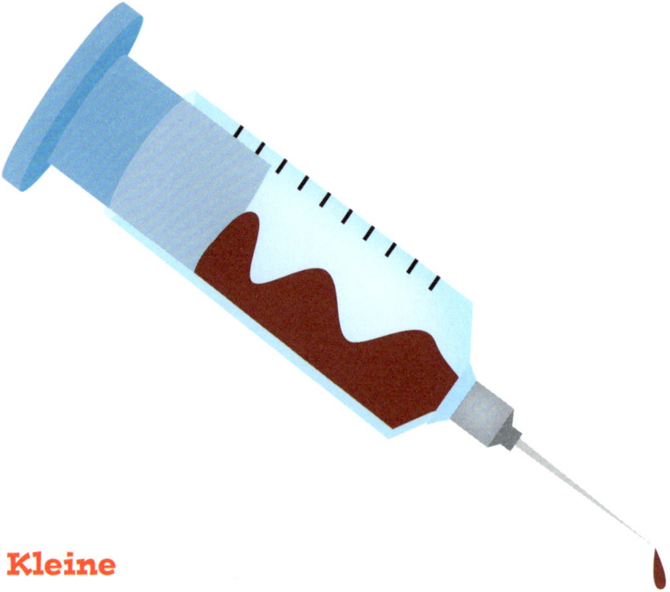

Der Kleine

Etwa zwischen dem vierten und siebten Tag steht die erste Blutuntersuchung an als Teil der zweiten Untersuchung, der U2. Dazu werden dem Baby aus der Ferse einige Tropfen Blut entnommen. So können angeborene Stoffwechselkrankheiten aufgespürt werden. Das ist für das Baby nicht so schlimm wie für die Eltern. Man könnte es mit dem Gefühl vergleichen, das in einem aufkommt, wenn jemand mit dem Schlüssel absichtlich einen Kratzer ins Auto macht. Bleib ganz cool.

Neben dem Bluttest wird das Baby noch einmal komplett durchgecheckt, inklusive Hörtest. Dazu wird ein kleiner Pfropfen ins Ohr gesteckt, aber das tut dem Baby nicht weh. Das Ergebnis erfahrt ihr sofort. Nach etwa zehn Tagen kannst du mit dem Baby schon raus und einen kleinen Spaziergang mit dem Kinderwagen unternehmen, auch im Winter oder im Herbst. Im Sommer natürlich schon früher. Es ist ein merkwürdiges Gefühl, aber du wirst feststellen, dass andere Leute es völlig unspektakulär finden, wenn ein junges Elternpaar hinter einem Kinderwagen herläuft.

– 2. Woche als Vater –

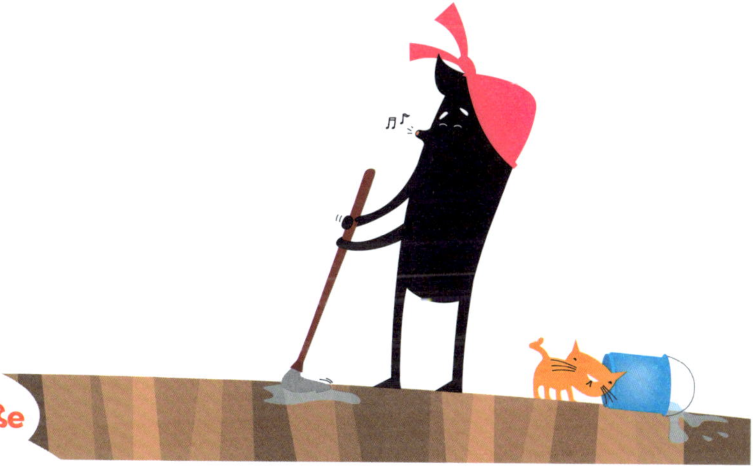

Die Große

Die Hebamme schaut nur noch vorbei, wenn es unbedingt erforderlich ist. Du bist sicher froh, dass sie nicht mehr stundenlang gemütlich mit deiner Freundin Kaffee trinkt und quatscht. Deine Freundin sieht das völlig anders. Du musst noch immer einige Hausarbeiten übernehmen. Eine junge Mutter kannst du mit einer laufenden Waschmaschine, mit Waschmittel und Bleichstoffen, einer super sauberen Toilette, über der eine Chlorwolke schwebt, und einem frisch bezogenen Bett überglücklich machen. Und auch umgekehrt gilt: Sie leidet furchtbar unter einem unaufgeräumten Haus. Der Kinderarzt wird sich von nun an um das Wohlergehen des Babys kümmern. Er übernimmt auch die planmäßigen Impfungen, die ebenso anstehen wie die regelmäßigen Kontrolluntersuchungen. Wenn es mit dem Stillen nicht so gut klappt, könnt ihr die Hebamme hinzuziehen. Sie wird Mutter und Kind nach einigen Wochen noch einmal einen Kontrollbesuch abstatten. Sie und auch der Kinderarzt werden dir noch einmal zu verstehen geben, dass Mutter und Kind ausreichend Vitamin D und das Kind noch einmal zusätzlich Vitamin K (zur Blutgerinnung) zu sich nehmen müssen. Sie wird dir eventuell auch einige Informationen zum Sex mit einer frisch gebackenen Mutter geben. Die kann nämlich direkt wieder schwanger werden, wenn ihr etwa sechs Wochen nach der Entbindung das sexuelle Leben wieder aufnehmt. Ja, auch wenn sie noch nicht ihre Periode hat, und ja, auch wenn sie noch stillt. Sieh dich vor, sonst kannst du gleich wieder bei Seite 1 anfangen.

IMPRESSUM

Danksagung
Ich bedanke mich ganz besonders bei Tineke Szatmari Okma, die mit ihrer Erfahrung als Hebamme sehr viel zum ursprünglichen Text beitragen konnte. Mein Dank geht auch an Coen Paulusma, Dirk Swab, Govert Schilling und Bas van Hof.
Für die deutsche Ausgabe bedankt sich der Verlag bei Dr. med. Meike Schild-Suhren.

ISBN 978-3-649-61371-8

Konzept: Uitgeverij Snor
Text: Gerard Janssen
Grafik und Illustrationen: Job, Joris & Marieke, www.jobjorisenmarieke.nl
Übersetzung: Birgit van der Avoort
Redaktion der deutschen Ausgabe: Thomas Göthel

www.coppenrath.de
Printed in Germany